卒中康复科普知识 100 问

主　编◎雷　花　李雨峰　余　茜

副主编◎赵素华　黄　林　彭小芸　彭　博

编　委◎黄　丽　王　蓉　崔　微　李亚梅
　　　　邹　蜜　饶　敏

插　画◎陆漫西

电子科技大学出版社
University of Electronic Science and Technology of China Press

·成都·

图书在版编目(CIP)数据

卒中康复科普知识 100 问 / 雷花，李雨峰，余茜主编. 成都：成都电子科大出版社，2024.9. — ISBN 978-7-5770-1202-5

Ⅰ. R743-44

中国国家版本馆 CIP 数据核字第 2024XH1857 号

卒中康复科普知识 100 问
CUZHONG KANGFU KEPU ZHISHI 100 WEN

雷　花　李雨峰　余　茜　主编

策划编辑	李燕芩
责任编辑	李燕芩
责任校对	杨雅薇
责任印制	段晓静

出版发行	电子科技大学出版社
	成都市一环路东一段 159 号电子信息产业大厦九楼
	邮编 610051
主　　页	www.uestcp.com.cn
服务电话	028-83203399
邮购电话	028-83201495
印　　刷	成都久之印刷有限公司
成品尺寸	140mm×203mm
印　　张	3.125
字　　数	75 千字
版　　次	2024 年 9 月第 1 版
印　　次	2024 年 9 月第 1 次印刷
书　　号	ISBN 978-7-5770-1202-5
定　　价	28.00 元

版权所有，侵权必究

目录

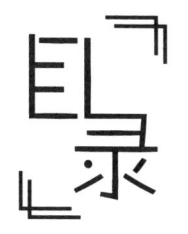

第一篇　知识篇　………… 1

第二篇　治疗篇　………… 37

第三篇　居家康复篇　……… 61

第一节
知识篇

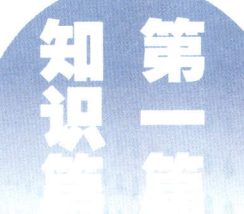

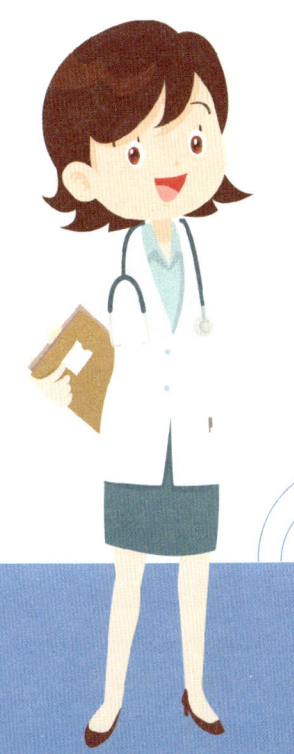

1 什么叫脑卒中？

脑卒中是一种突发性的脑血管疾病，也被称为"中风"或"脑血管意外"。它主要是由脑部血管突然破裂或血管阻塞导致血液不能流入大脑引起的脑组织损伤。脑卒中包括缺血性和出血性卒中。其中，缺血性脑卒中的发病率比较高，占脑卒中患者总数的60%～70%。颈内动脉和椎动脉的闭塞和狭窄是缺血性脑卒中的常见原因，患者年龄多在40岁以上，男性比女性更容易发生。

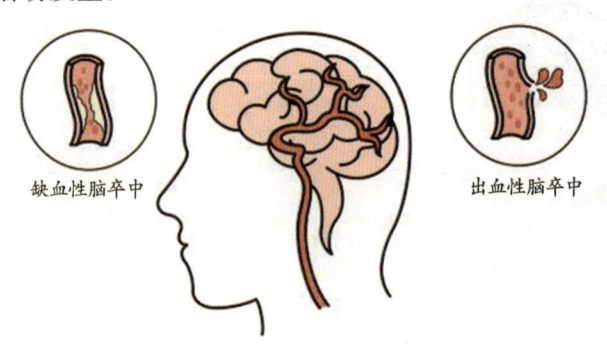

缺血性脑卒中　　　　　　　　　　出血性脑卒中

2 脑卒中离我们有多近？

脑卒中离我们并不遥远。在中国，脑卒中的发病率是0.345%，也就是每10万人中就有345人患脑卒中。同时，脑卒中也是成人的首要致残因素和排第二位致死的病因。每年新增的脑卒中患者数量庞大，每年因脑卒中死亡的人数也很多。男性的脑卒中发病率高于女性，同时地域差异和城乡差异也比较明显，呈现北方高南方低、城市高于农村的情况。此外，脑卒中1个月死亡率在3.3%～5.2%，3个月内死亡率在9.0%～9.6%。因此，脑卒中需要引起人们的关注和重视。

3 脑卒中的危害有哪些?

脑卒中是一种严重的神经系统疾病,其危害是多方面的。以下是脑卒中的一些常见危害。

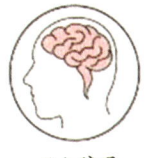

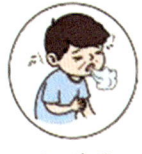

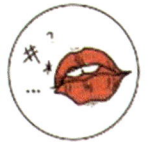

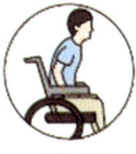

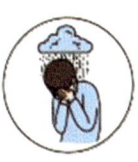

认知障碍　吞咽障碍　言语障碍　肢体瘫痪　精神抑郁

(1) 认知功能障碍。脑卒中可能导致患者记忆力减退、反应迟钝、思维混乱等认知问题,影响患者的日常生活和工作。

(2) 言语功能障碍。脑卒中可能导致患者言语不清或失语,影响与他人的交流。

(3) 肢体功能障碍。脑卒中可能导致患者肢体活动受限,出现偏瘫、截瘫等症状,严重影响患者的日常生活。

(4) 情感和心理问题。脑卒中可能导致患者情绪波动、焦虑、抑郁等心理问题,影响患者的生活质量。

(5) 睡眠障碍。脑卒中可能导致患者睡眠障碍,如失眠、睡眠呼吸暂停等,这些障碍又会进一步加重病情。

(6) 消化系统问题。脑卒中可能引起患者消化系统出现问题,如食欲不振、消化不良等。

(7) 肾功能不全。脑卒中可能导致患者肾功能不全,出现蛋白尿、血尿等症状。

(8) 死亡风险增加。脑卒中可能增加患者死亡的风险,特别是在急性期和并发症期。

总之，脑卒中的危害是多方面的，不仅影响患者的身体健康，还影响其心理健康和生活质量。因此，及早预防和治疗脑卒中对降低其危害具有重要意义。

4 脑卒中可干预危险因素有哪些？

脑卒中的危险因素分为可干预和不可干预两种。以下是一些常见的可干预的脑卒中危险因素。

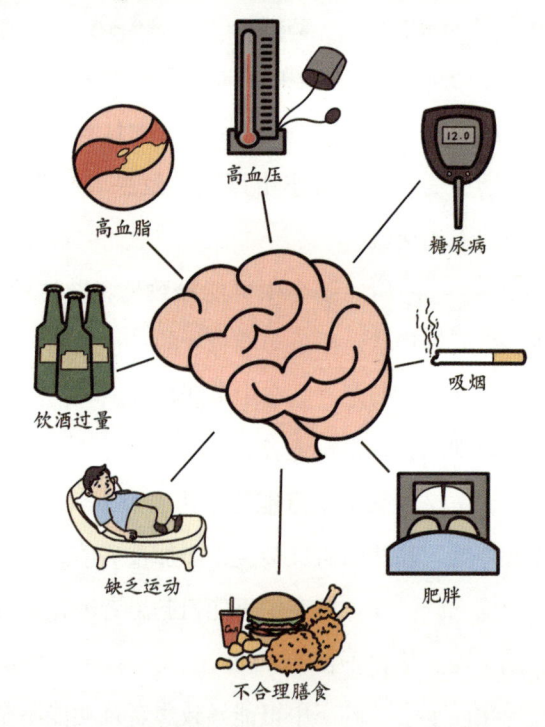

(1) **高血压**。高血压是引起脑卒中的主要危险因素之一。通过控制血压可以降低脑卒中的风险。

(2) **高血脂**。高血脂会导致动脉硬化，增加脑卒中的风险。通过控制饮食、运动和药物治疗可以降低血脂水平。

(3) 糖尿病。糖尿病患者患脑卒中的风险较高。通过控制血糖可以降低脑卒中的风险。

(4) 吸烟。吸烟会损害血管内皮细胞，增加脑卒中的风险。戒烟可以显著降低脑卒中的风险。

(5) 肥胖。肥胖会增加心血管疾病的风险，包括脑卒中的风险。通过控制饮食和增加运动量可以减轻体重可以降低脑卒中的风险。

(6) 缺乏运动。缺乏运动会增加脑卒中的风险。适量的运动可以改善心血管健康，降低脑卒中的风险。

(7) 不合理膳食。不合理膳食会导致血压升高，增加脑卒中的风险。减少盐的摄入可以降低脑卒中的风险。

(8) 饮酒过量。饮酒过量会增加脑卒中的风险。适量饮酒或戒酒可以降低脑卒中的风险。

总之，通过控制可干预的危险因素可以有效降低脑卒中的发生率。建议人们定期进行体检，及时发现和处理潜在的危险因素。

5 脑卒中有哪些先兆?

脑卒中是一种突发性的脑部血管阻塞或破裂，导致脑部血液供应不足或脑部出血，进而影响脑部功能的疾病。脑卒中的先兆表现多种多样，常见的有以下几种。

(1) 头痛。脑卒中发生前通常会突然出现剧烈的头痛，可能会伴随恶心、呕吐等症状。

(2) **视觉障碍**。脑卒中可能导致视觉神经受损，出现视力模糊、视野缺损、视物重影等症状。

(3) **语言和吞咽障碍**。脑卒中可能导致语言和吞咽神经受损，出现言语不清、吞咽困难等症状。

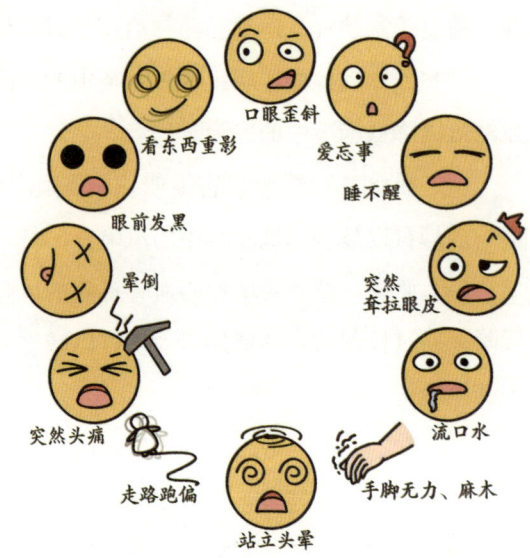

(4) **肢体麻木或无力**。脑卒中可能导致一侧肢体麻木或无力，同时可能伴随面部肌肉无力或麻木。

(5) **平衡失调或眩晕**。脑卒中可能导致平衡失调或眩晕，站立或行走时容易跌倒。

(6) **意识障碍**。脑卒中可能导致患者突然出现意识障碍，如昏迷、嗜睡等。

需要注意的是，这些先兆表现并不是每个患者都会出现，也不是一定会出现。如果患者出现上述症状中的一种或多种，尤其是突然出现的症状，应该立即就医检查和治疗，以避免脑卒中的发生或降低脑卒中的严重程度。同时，对于已经发生过脑卒中的患者，也应该定期接受医生的检查和治疗，以预防再次发生脑卒中。

6 如何及时识别脑卒中？

及时识别脑卒中非常重要，因为脑卒中治疗越早，效果越好。及时识别脑卒中的方法主要包括观察症状和了解脑卒中的相关知识。

观察症状是及时识别脑卒中的关键。脑卒中常见的症状包括突然出现的肢体麻木或无力、语言不清或失语、眩晕或失去平衡、头痛、恶心或呕吐等。如果出现这些症状中的一种或多种，尤其是症状突然出现，应该立即就医检查和治疗。

了解脑卒中的相关知识也是及时识别脑卒中的重要手段。通过了解脑卒中的病因、高危因素、先兆表现、治疗方法和预防措施等，可以更好地了解脑卒中，提高警惕性，及时发现病情并就医。

此外，定期进行身体检查也是及时识别脑卒中的重要方法。通过身体检查，可以及时发现高血压、高血脂、糖尿病等脑卒中的高危因素，并进行相应的预防和治疗。

总之，及时识别脑卒中需要将观察症状、了解相关知识、定期检查等方法综合运用。如果出现疑似脑卒中的症状，应立即就医检查和治疗，以免病情加重。

7 脑卒中后应如何紧急处理？

（1）牢记"时间就是生命"。立即拨打120急救电话呼叫救护车或立即将患者送往正规医院；患者家属应简单叙述病情，让急救医生做好抢救准备。

（2）**保持呼吸道通畅**。患者仰卧，头偏向一侧，将患者的上衣领口解开，及时清除患者口腔中的异物，如假牙、呕吐物等，以免呕吐时发生呛咳，将异物误吸到肺部造成窒息。

（3）**切忌自行服药**。没有确诊前，绝对不能随便用药。

（4）**正确转运患者**。避免将患者扶直坐起或抱、拽、背、扛患者，切忌盲目自驾车或用出租车转运。

（5）**必要时进行心肺复苏**。对于昏迷患者，快速判断呼吸心跳情况，如有呼吸心脏骤停，应立即进行心肺复苏。

8 脑卒中后有哪些功能障碍？

脑卒中发生后可能会出现以下一些常见的功能障碍，这些功能障碍的类型和严重程度因人而异，取决于脑卒中的部位、范围和严重程度等因素。

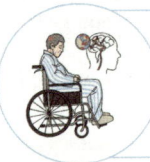

（1）**运动功能障碍**。主要表现为肢体运动能力、肌力下降及肌群协调障碍等，即偏瘫，常为一侧上下肢不能活动或活动困难。

（2）**感觉功能障碍**。主要表现为偏身感觉减退，如触觉、痛觉、温度觉减退，烫伤了皮肤也毫无感觉；或感觉异常，自觉疼痛、麻木等。

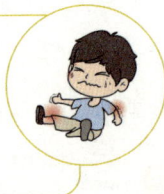

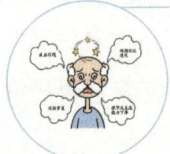

（3）**认知功能障碍**。以记忆能力、注意力、结构和视空间功能及执行功能等障碍为主要表现。

(4) **言语障碍。** 主要表现为语言的理解和表达障碍，即听不懂、表达不出来、不能言语、说话时吐词不清晰、答非所问、书写困难等。

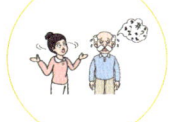

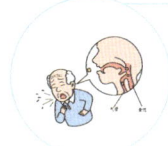

(5) **吞咽障碍。** 主要表现为流口水、喂食时食物常停留在口腔内、饮水呛咳等，容易导致气管堵塞和营养不良。

(6) **尿便排泄障碍。** 主要表现为大小便失禁或排便困难，影响患者的个人卫生和生活质量。

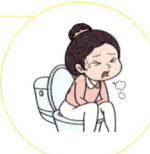

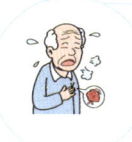

(7) **心肺功能障碍。** 常表现为反复咳嗽、咳痰、肺部感染、气喘、活动后呼吸困难、胸闷、心悸等。

(8) **情绪和行为障碍。** 脑卒中可能导致患者出现抑郁、焦虑、易怒等情绪和行为障碍，影响患者的心理健康和社交能力。

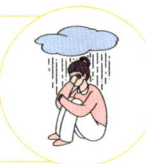

9 脑卒中后常见并发症？

脑卒中发生后的并发症可能包括以下几种。这些并发症可能严重影响患者的康复和生活质量，需要及时发现并治疗。

(1) **感染。** 脑卒中患者常常需要卧床休息，长期卧床容易引发肺部感染。

— 9 —

(2) **消化道出血**。脑卒中可能影响中枢神经系统的调节功能，导致消化道出血。

(3) **深静脉血栓**。长期卧床可能形成下肢深静脉血栓，导致肢体突发肿胀、疼痛，血栓脱落可能导致肺部栓塞。

(4) **压力性损伤**。由于长期卧床，局部皮肤受压过久，导致血液循环障碍、皮肤营养不良，受压部位皮肤发红、破溃甚至感染。

(5) **疼痛**。肩痛等关节痛、肢体疼痛、头痛。

(6) **痉挛**。肌肉紧张、姿势异常。

(7) **骨质疏松**。长期卧床，活动量下降，容易引发骨质疏松，易发生骨折。

(8) **跌倒**。运动、感觉功能障碍，易跌倒。

(9) **关节挛缩**。关节变形、关节活动受限。

(10) **癫痫发作**。脑卒中可能引起癫痫发作。

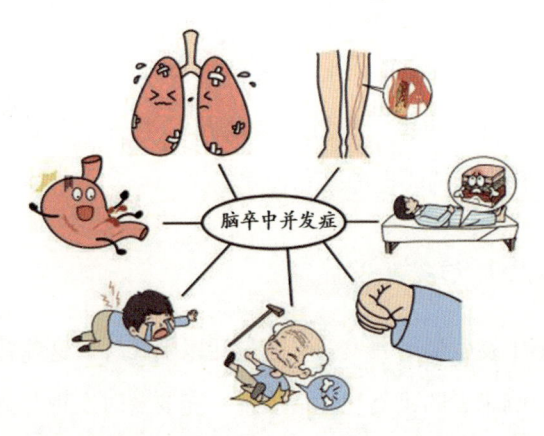

10 脑卒中后先临床治疗，后康复治疗吗？

脑卒中的临床治疗与康复治疗并不是先后关系，而是同步关系。早期康复的目的在于最大程度的保留患者尚存的功能，降低并发症以及各种残疾的发生率。

对于脑卒中患者来说，发病1个月内的修复能力很强，是康复治疗的最佳时期。如果没有康复禁忌征，康复训练开始时间越早越好。一般来说，只要生命体征平稳，神经学症状不再进展，发病48小时后就可以开展早期康复治疗。

11 脑卒中后下地走路越早，恢复就越好吗？

脑卒中后最常见的是肢体偏瘫，有些家属为了让患者尽快恢复，早早地让患者下床走路，这样的行为实际上对患者康复是十分不利的。偏瘫患者肢体功能康复过程要遵循翻身—坐—站的顺序逐步训练，之后才能到迈步走，应循序渐进。拖、拽、架、搀患者使其勉强站立、行走会加重其关节损伤，导致不良步态，反而影响肢体恢复。

12 脑卒中后的康复训练患者自己可以完成吗？

脑卒中患者的康复方案是康复医务工作人员，根据患者的康复评定结果制定的，患者自行锻炼，可能会造成误用综合征。偏瘫患者应在正规的康复机构接受康复治疗，即使后期转回家庭自行进行锻炼，也需要在专业医师的指导下定期进行。另外，在脑卒中的恢复过程中，家属担当着十分重要的角色。

家庭的温暖、家人的亲情以及家人的督促训练是患者战胜疾病最有力的支持。

13 康复＝按摩吗？

不少人对康复医学的观念依然停留在推拿、按摩、针灸等治疗手段上，但这些只是康复治疗的一部分，属于中国传统康复治疗手段。而现代康复治疗手段还有很多，真正的康复应该是两者相结合的。在康复治疗的过程中，有些患者觉得没有效果或效果甚微，就逐渐排斥康复治疗，这是非常错误的。在临床中，患者的恢复进度会受到病情的严重程度、个人配合度、年龄、个人身体素质等诸多因素影响，而且康复本就是个长期的过程，不可能一蹴而就。

14 脑卒中后只需注重肢体功能恢复吗？

肢体功能障碍是脑卒中后最常见的问题之一，但仅仅关注肢体功能的恢复是不够的。脑卒中后的康复需要综合考虑患者的生理（运动、感觉、言语、认知、吞咽等）、心理、社会参与等多个方面，从而推动患者在身体、活动能力和社会参与等方面实现全面康复。

15 如何克服脑卒中康复过程中的误区？

克服脑卒中康复过程中的误区需要采取综合性的措施，主要包括以下几个方面。

（1）**提高认识**。脑卒中康复是一个长期而复杂的过程，需要患者和家属的积极参与和配合。通过了解脑卒中康复的相关知识，患者和家属可以更好地理解康复的重要性，避免走入误区。

(2) **早期康复治疗**。脑卒中后应尽早进行康复治疗，包括肢体功能、言语、认知、吞咽等方面的康复治疗。早期康复治疗可以帮助患者更好地恢复身体功能，减轻并发症的发生。

(3) **综合康复**。脑卒中后的康复需要综合考虑患者的生理、心理、社会等多个方面的因素，采取多种治疗方法（如运动疗法、作业疗法、语言治疗、认知治疗、吞咽治疗、药物治疗、心理治疗、中医治疗等）。综合运用康复治疗方法可以提高患者的治疗效果和生活质量。

(4) **循序渐进、持之以恒**。脑卒中后的康复治疗是一个长期的过程，需要持续性和规律性的治疗和训练。患者和家属应该树立正确的康复观念，坚持不懈地进行康复治疗。

(5) **家庭支持**。脑卒中患者的康复需要家庭的支持和照顾。家人应该给予患者足够的关心和支持，帮助他们更好地适应新的生活状态。同时，家属也要注意调节自己的情绪，避免过度焦虑和压力影响患者的康复。

(6) **合理期望值**。脑卒中致残率高，患者和家属应该对康复抱有合理的期望值，不要盲目追求恢复到以前的状态。在康复过程中，要根据患者的情况确定合理的目标，逐步实现康复。

总之，克服脑卒中康复过程中的误区需要患者和家属的共同努力。只有采取综合性的康复措施，方能达到最佳的康复效果。

16 脑卒中康复的目的是什么？

脑卒中康复的目的是利用一切有效的预防措施，对脑卒中之后可能出现的并发症进行干预，同时改善患者的肢体功能、语言、认知、心理等方面的状况，提高患者的日常生活能力与社会适应能力，使患者尽快重新融入正常生活、融入社会，提高其生活质量，并提高家庭的幸福指数。

具体来说，脑卒中康复的目的包括以下几方面。

（1）**防止并发症**。预防或减少脑卒中后各种并发症，如肺部感染、尿路感染、褥疮与下肢深静脉血栓等。

（2）**促进神经功能恢复**。脑卒中可能导致肢体瘫痪、失语、认知障碍等各种功能障碍。康复治疗是实践证明促进脑卒中恢复的最好办法。患者可以通过各种训练和方法，促进神经功能的康复。

（3）**防止废用综合征**。急性脑卒中患者由于制动，一般卧床3周后即会出现肌肉萎缩、关节挛缩和变形、骨骼脱钙与疏松、血压降低等情况，年迈患者可能会就此卧床不起，出现心血管功能和精神意志衰退。不仅会加重病情，而且会给之后的康复带来困难。纠正这些由瘫痪引起的继发性障碍，康复时间有时比瘫痪的时间要长且康复更困难。

（4）**防止肢体痉挛**。适当的肌肉张力是维持脑卒中患者正常活动所必需的，过低或过高（痉挛）的肌张力均会影响其肢体的正常活动。共同运动及联合反应，其最后结果就是出现上肢以屈肌占优势，下肢以伸肌占优势的痉挛姿态，严重影响患者上下肢功能。故在这种痉挛姿态未产生前就应采取康复治疗，预防或降低其发生的可能。要通过对头部、健侧肢体施加抵抗运动，抵抗诱发联合反应，进行关节活动度训练，利用支具保持手的对掌状态，尽可能使用患侧手等增加对患侧肢体的刺激，并且使这个刺激传递到中枢神经系统，从而逐步提高患侧的运动功能。

(5) 调整心理状态。脑卒中可能导致抑郁、焦虑等心理问题。康复治疗可以帮助患者调整心理状态，增强自信心和适应能力。

(6) 提高日常生活能力。脑卒中可能导致患者日常生活能力下降。康复治疗可以帮助患者恢复日常生活能力，如吃饭、穿衣、洗澡等。

(7) 重返社会。脑卒中可能导致患者社交能力下降。康复治疗可以帮助患者重返社会，与家人和朋友建立良好的关系，参与社会活动。

总之，脑卒中康复的目的是全面恢复患者的机体功能，提高其生活质量，使其尽快融入社会。

17 脑卒中康复的流程是怎样的？

脑卒中康复的流程一般包括以下步骤。

(1) 评估。在康复治疗开始前，对患者进行全面的评估，了解患者的病情、身体状况、认知情况、心理状态等。

(2) 制订康复计划。根据评估结果，制订个性化的康复计划，包括治疗目标、治疗方法、训练内容等。

（3）**实施康复治疗**。根据康复计划实施康复治疗。治疗方法包括物理治疗、言语治疗、认知治疗、心理治疗等。

（4）**家庭康复指导**。对患者和家属进行康复指导，包括康复训练的方法、注意事项等。

（5）**调整康复计划**。在康复过程中，定期对患者的病情进行评估，根据评估结果调整康复计划，以适应患者的需要。

（6）**长期随访**。对患者进行长期的随访，了解患者的恢复情况，提供必要的支持和指导。

以上是脑卒中康复的一般流程，具体流程可能因患者情况而有所不同。在康复过程中，患者和家属应积极配合，按照医生的建议进行治疗和训练，以达到最佳的康复效果。

18 脑卒中的康复治疗手段有哪些？

脑卒中康复治疗手段主要包括以下几种。

（1）**物理治疗**。通过运动训练、肌肉放松、电刺激等手段，促进肢体功能的恢复和改善。

（2）**言语治疗**。针对脑卒中后可能出现的语言障碍，进行语言训练和口腔肌肉锻炼，帮助患者恢复语言能力。

（3）**认知治疗**。通过认知训练、记忆训练等手段，提高患者的认知能力和注意力集中度。

（4）**心理治疗**。通过心理咨询、支持性治疗等手段，帮助患者调整心理状态，缓解抑郁、焦虑等情绪。

（5）**职业治疗**。通过日常生活技能训练、工作适应性训练等手段，帮助患者恢复或改善日常生活能力和工作能力。

（6）社交技能训练。通过角色扮演、社交活动等方式，帮助患者提高社交技能和人际交往能力。

（7）药物治疗。根据患者的具体情况，医生可能会开具一些药物来辅助康复治疗，如抗凝血药、抗高血压药等。

（8）中医康复治疗。中医对脑卒中的康复也有一定的应用，如针灸、推拿、中药调理等。

以上是常见的脑卒中康复治疗手段，具体的治疗方法会根据患者的病情和康复需求而有所不同。在接受康复治疗时，患者应积极配合医生的治疗方案，按照医嘱进行治疗和训练。

19 什么是脑卒中的一级预防？

脑卒中的一级预防是指通过改变不健康的生活方式，积极主动地控制各种危险因素，降低人群发生脑卒中的危险，降低无症状人群脑卒中的发生率或推迟患者的发病年龄。

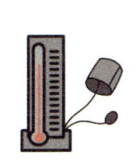

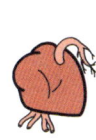

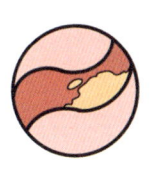

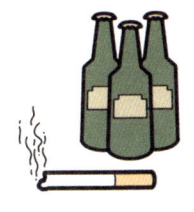

目前除了年龄、性别、种族和家庭遗传等危险因素不可干预外，已明确的脑卒中危险因素包括以下几个方面。

（1）高血压。国内外研究均证实高血压是脑卒中的重要并且可干预的危险因素，脑卒中发病率与死亡率的上升与高血压有着十分密切的关系，如舒张压降低 5～6 mmHg，即可使脑卒中减少 42%。

(2) **糖尿病**。糖尿病也是脑卒中的危险因素之一。有糖尿病史的人，脑卒中的危险性比普通人群高 2~3 倍。因此，有效控制糖尿病患者的血压和血糖水平，对预防脑卒中具有重要意义。

(3) **心脏病**。许多研究表明，房颤（一种心律失常）也是缺血性脑卒中的独立危险因素。因此，对于房颤患者，应该采取积极的抗凝治疗措施，以降低脑卒中的发生率。

(4) **高脂血症**。高胆固醇血症、高甘油三酯血症等高脂血症也是脑卒中的危险因素之一。通过降低血脂水平，可以降低脑卒中的发生率。

(5) **不健康的生活方式**。不健康的生活方式也是脑卒中的重要危险因素，如吸烟、酗酒、饮食过度等。戒烟、戒酒、控制饮食量等健康的生活方式可以降低脑卒中发生率。

20 什么是脑卒中的二级预防？

脑卒中的二级预防是指已经发生过脑卒中的患者通过寻找脑卒中事件发生的原因，消除可逆性病因和所有可干预的危险因素，以达到预防脑卒中再发的目的。

脑卒中的二级预防措施主要包括以下几种：

(1) **控制危险因素**。高血压、糖尿病、心脏瓣膜病、心律失常、血液的高凝状态、高纤维蛋白原血症、高脂血症、高血小板聚集、高同型半胱氨酸血症等目前均被视为脑卒中的独立危险因素，积极治疗相关疾病本身就是预防性治疗脑卒中。

（2）**强化他汀类药物治疗**。对于不伴有冠心病的非心源性脑卒中患者，应积极强化他汀类药物治疗，使低密度脂蛋白降至 1.8 mmol/L 以下。

（3）**抗血小板治疗**。对于非心源性卒中患者，需单独使用阿司匹林或氯吡格雷进行抗血小板治疗。

（4）**抗凝治疗**。对于心源性卒中患者，一般推荐华法林抗凝治疗。

（5）**干预短暂性脑缺血发作的危险因素**。如：通过回家调理、药物治疗进行改善。

（6）**调整生活方式**。对于脑卒中患者，除了药物控制之外，还要通过调整生活方式，如健康饮食、规律运动等。

21 什么是脑卒中的三级预防？

脑卒中的三级预防是指对已经发生脑卒中的患者进行康复治疗，防止脑卒中的复发。

脑卒中康复治疗主要包括肢体康复、心理疏导、语言功能康复训练等。通过规范化的康复治疗和生活方式调整，可以提高患者的生活质量，降低脑卒中的复发风险。

具体来说，脑卒中的三级预防措施主要包括以下几种。

（1）**积极开展二级预防**。在脑卒中发生后，应该积极寻找原因，并针对可能导致的因素进行治疗，以降低脑卒中的复发风险。

（2）**早期康复治疗**。在脑卒中发生后，应该尽早进行康复治疗，以促进患者肢体、语言和认知功能的恢复。

（3）**心理疏导**。脑卒中患者可能会出现抑郁、焦虑等心理问题，应该及时进行心理疏导，以提高患者的自信心和适应能力。

（4）**健康生活方式**。脑卒中患者应该保持健康的生活方式，包括健康饮食、适量运动、戒烟限酒等，以降低脑卒中的复发风险。

（5）**定期随访**。脑卒中患者应该定期接受医生的随访，了解病情的恢复情况，评估是否需要调整治疗方案。

22 什么是脑卒中的三级康复网络？

脑卒中的三级康复网络是指根据脑卒中患者的病情和康复需求，在不同的康复阶段，采取不同的康复方式和资源，形成分级负责、上下联动的康复服务体系。

具体来说，脑卒中的三级康复网络包括以下三个阶段。

（1）**综合医院康复科或康复医院**。这是脑卒中康复的第一阶段，主要任务是急性期的救治和初步的康复治疗。这个阶段的康复目标是减轻患者的症状，提升患者的生命质量，为后续的康复打下基础。

（2）**社区康复中心**。这是脑卒中康复的第二阶段，社区康复中心的主要任务是继续进行康复治疗和功能训练，帮助患者逐渐恢复日常生活能力。这个阶段的康复目标是让患者能够独立生活，重返社会。

（3）**家庭康复**。这是脑卒中康复的第三阶段，主要任务是根据患者的具体情况，制订个性化的康复计划，并进行家庭康复训练。这个阶段的康复目标是让患者能够完全独立生活，提高生活质量。

脑卒中的康复三级网络以患者为中心，以全面康复为目标，通过整合医疗资源和社会资源，为脑卒中患者提供系统化、专业化、个性化的康复服务。这种服务模式可以有效地提高患者的康复效果和生活质量，减少并发症的发生，使患者能够尽快回归社会。

23 脑卒中康复需要多长时间？

脑卒中康复的时间因人而异，具体康复时间取决于患者的损伤程度、身体状况以及康复治疗的开始时间等多种因素。

一般来说，脑卒中的康复期为终身。急性期后的 2 周到 6 个月内，是恢复的黄金时期，多数患者在这个阶段内进行积极的康复治疗，能取得较好的效果。如果在发病后 1 个月内开始康复治疗，恢复的效果可能会更好。半年以后，康复效果可能会减弱，但仍然有可能通过持续的训练获得一定的恢复。

在康复期，患者需要接受长期的规范治疗，包括物理疗法、作业疗法、言语疗法、心理疗法等，同时也要注意控制基础疾病，如高血压、糖尿病等，并积极预防便秘等并发症。

总的来说，脑卒中的康复是一个长期、持续的过程，需要患者和家属的耐心和坚持。具体的康复时间则需要根据患者的实际情况和康复进展来确定。

24 脑卒中康复的最佳时期是什么时候？

脑卒中康复的最佳时期通常是急性期后的 2 周到 6 个月

内。这个阶段被认为是恢复的黄金时期。因为在这个阶段,患者的神经系统具有较强的可塑性,通过康复训练可以最大限度地促进神经功能的恢复和重组。

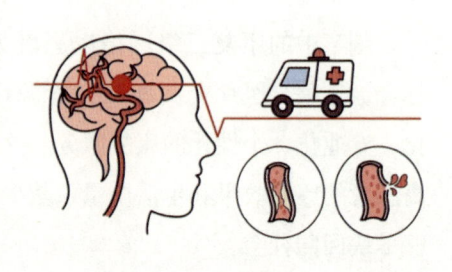

在脑卒中后的早期,主要目标是控制病情、稳定生命体征、预防并发症和进行早期评估。随后,应根据患者的具体情况制订个性化的康复治疗方案,包括物理疗法、言语疗法、职业疗法等。

虽然在卒中后半年内进行康复的效果较好,但这并不意味着在这之后就无法取得进步。事实上,许多患者在长期的康复训练后仍然可以获得一定程度的功能改善。因此,脑卒中康复是一个持续的过程,需要患者和家属的耐心和坚持。

25 脑卒中康复能达到怎样的效果?

脑卒中康复的效果因人而异,取决于患者的损伤程度、年龄、基础健康状况、康复治疗的开始时间和质量等多种因素。

在脑卒中后的早期,由于神经系统具有较强的可塑性,通过康复训练可以最大限度地促进神经功能的恢复和重组,因此在这个阶段进行康复的效果通常较好。许多患者在早期的康复治疗后可以取得明显的功能改善,如恢复行走能力、言语能力等。

然而，随着时间的推移，神经系统的可塑性逐渐减弱，因此在脑卒中半年以后，康复治疗的效果可能会相对减弱。但这并不意味着康复的努力是徒劳的，患者仍然可以通过长期的康复治疗获得一定程度的功能改善。

需要注意的是，脑卒中的康复是一个长期、持续的过程，需要患者和家属的耐心和坚持。同时，康复效果也受到基础疾病控制情况的影响，如高血压、糖尿病等基础疾病的管理也是康复的重要组成部分。

26 脑卒中康复期间，患者需要注意什么？

（1）**遵医嘱按时进行康复训练。**康复训练是恢复功能的关键，患者需要按照医生或康复师的指导，坚持进行康复训练。

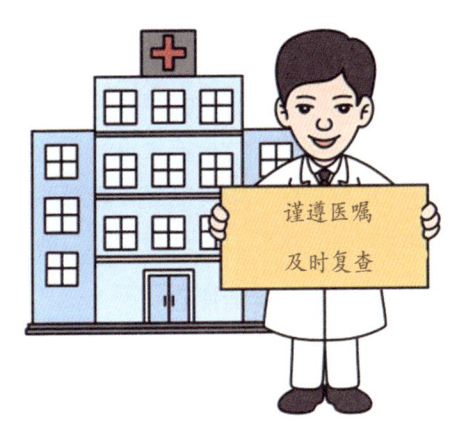

（2）**保持良好的心态。**脑卒中康复是一个漫长的过程，患者可能会遇到各种困难和挫折，因此需要保持积极乐观的心态，相信自己能够逐步恢复。

（3）**注意饮食营养。**脑卒中患者需要控制盐分、脂肪和糖的摄入，多吃蔬菜水果和富含蛋白质的食物，以维持身体健康。

(4) **避免过度劳累**。康复期间，患者的身体可能还比较虚弱，因此需要适当休息，避免过度劳累。

(5) **定期复查**。脑卒中患者需要定期到医院复查，以便及时了解病情的变化和康复进展。

(6) **预防并发症**。脑卒中患者容易出现各种并发症，如肺部感染、尿路感染、压疮等，因此需要注意预防这些并发症。

(7) **控制基础疾病**。脑卒中患者往往伴有高血压、糖尿病等基础疾病，因此需要严格控制这些疾病的发生和发展。

27 脑卒中康复期间，家属可以做些什么？

在脑卒中康复期间，家属可以发挥非常重要的作用，他们可以提供支持、帮助和监督，确保患者能够按照康复计划进行训练，以下是家属可以做的一些具体事情。

(1) **提供情感支持**。脑卒中可能导致患者感到沮丧、焦虑或失去信心。家属在此时可以提供情感支持，鼓励患者保持积极的心态，帮助他们树立康复的信心。

(2) **协助康复训练**。家属可以协助患者进行康复训练，如帮助他们进行肢体活动、语言训练等。在训练过程中，家属要耐心、细心，并确保患者的安全。

(3) **创造康复环境**。家属可以为患者创造一个有利于康复的环境，如调整家里的布局，使其更适应患者的行动，提供必要的辅助器具等。

(4)监督康复进展。家属可以定期与康复师沟通,了解患者的康复进展和需要注意的事项,同时监督患者的康复训练情况,确保他们按照计划进行训练。

(5)提供日常照顾。家属可以协助患者完成日常生活活动,如穿衣、洗漱、进食、使用轮椅等,以减轻他们的负担,让他们有更多精力进行康复训练。

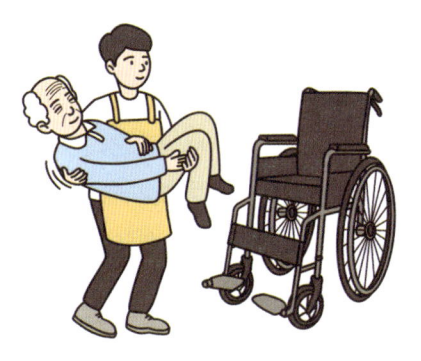

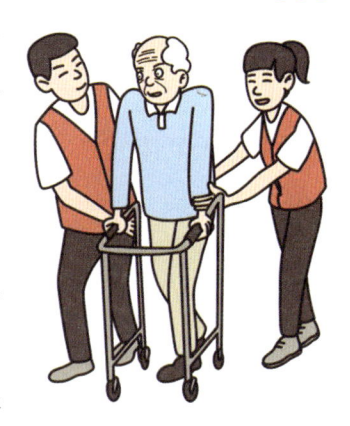

(6)关注患者健康。家属需要关注患者的健康状况,及时发现并处理可能出现的并发症或不良反应,如发热、感染等。

总之,家属在脑卒中康复期间扮演着非常重要的角色,他们的支持和帮助对患者的康复至关重要。通过积极参与患者的康复训练和生活照顾,家属可以帮助患者更好地恢复机体功能,提高生活质量。

28 脑卒中康复期间,患者如何进行心理调适?

脑卒中康复期间,患者的心理调适是非常重要的。以下提供一些建议来帮助患者进行心理调适。

(1) **接受现实**。患者需要接受自己患有脑卒中的现实,并认识到康复是一个长期的过程。接受现实有助于减轻焦虑和压力,从而更好地应对康复过程中的挑战。

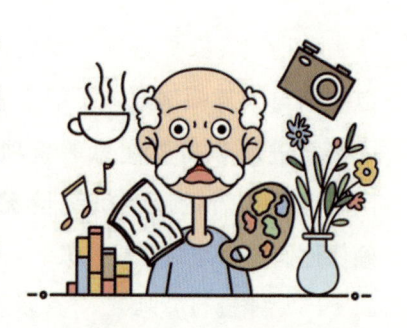

(2) **保持积极心态**。积极的心态对于脑卒中康复至关重要。尽管康复过程中可能会遇到困难和挫折,但患者应该保持乐观和积极的态度,相信自己能够逐步恢复。同时,家属也可以通过鼓励和支持来帮助患者保持积极的心态。

(3) **寻求支持**。脑卒中康复期间,患者可以寻求医生、康复师、心理咨询师等专业人士的支持。专业人士可以提供专业的指导和帮助,帮助患者更好地应对康复过程中的心理问题。此外,患者也可以加入康复小组或与其他康复者交流,分享经验和交流心得,从而得到情感上的支持和鼓励。

(4) **放松训练**。放松训练可以帮助患者缓解紧张、焦虑等负面情绪。患者可以尝试进行深呼吸、渐进性肌肉松弛等放松训练,以缓解身心的紧张状态。

(5) **培养兴趣爱好**。脑卒中康复期间,患者可以培养一些兴趣爱好,如绘画、音乐、阅读等。这些活动可以帮助患者转移注意力,缓解负面情绪,提高生活质量。

总之,心理调适是脑卒中康复过程中不可忽视的一部分。患者和家属应该关注患者的心理状况,采取积极的措施来帮助患者进行心理调适,从而更好地应对康复过程中的挑战。

29 脑卒中康复后，患者能否完全恢复？

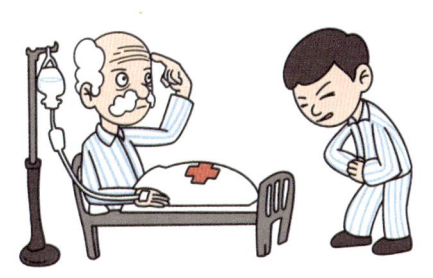

脑卒中的恢复程度因人而异，取决于许多因素，如患者的年龄、脑卒中的类型和严重程度、受损区域的大小和位置、治疗开始的时间以及患者的整体健康状况等。

(1) 一些患者可能会完全恢复。一些患者在脑卒中后可以完全恢复，这意味着他们可以重新获得失去的功能，如行走、说话或执行日常任务的能力。

(2) 一些患者可能会有部分恢复。一些患者可能只能部分恢复，这意味着他们可能仍然有一些缺陷或障碍，需要进行康复训练和其他治疗。

(3) 一些患者可能无法完全恢复。一些患者可能无法恢复，这意味着他们的状况可能会保持不变或恶化。对于这些患者，康复的目标是最大限度地提高他们的生活质量和独立性，通过使用辅助设备和适应性技术来帮助他们完成日常任务。

总之，脑卒中的恢复程度因人而异。虽然有些患者可以完全恢复，但大多数患者需要进行长期的康复训练和其他治疗来最大限度地提高他们的功能和生活质量。

30 脑卒中康复后，患者在生活上需要注意哪些事项？

(1) 健康饮食。保持健康的饮食习惯非常重要。患者应该避免高盐、高脂肪和高糖的食物，多吃蔬菜、水果、全谷物和富含蛋白质的食物。此外，要确保充足的水分摄入。

(2) **适度运动**。适度的运动可以帮助患者恢复身体功能和提高心血管健康。患者可以根据自己的能力和医生的建议选择适当的运动方式，如散步、游泳、瑜伽等。

(3) **控制体重**。维持健康的体重对于预防再次发生脑卒中和其他慢性疾病非常重要。患者可以通过健康饮食和适度运动来控制体重。

(4) **戒烟限酒**。吸烟和过量饮酒都会增加脑卒中的风险。因此，患者应该尽量戒烟和限制酒精摄入。

(5) **管理慢性疾病**。脑卒中患者往往伴有高血压、糖尿病等慢性疾病。患者需要按照医生的建议管理这些疾病，以降低再次发生脑卒中的风险。

(6) **定期复查**。康复后，患者需要定期进行复查，以监测病情的变化和康复进展。根据医生的建议，患者应定期检查血压、血糖、血脂等指标，并接受必要的影像学检查。

(7) **心理调适**。脑卒中患者可能会出现焦虑、抑郁等心理问题。患者需要进行心理调适，如参加心理咨询、与家人朋友交流等，以帮助自身应对情绪困扰。

通过注意以上生活习惯，脑卒中患者可以降低再次发生脑卒中的风险，并提高生活质量。

31 脑卒中康复期间，患者能否进行运动？

在脑卒中康复期间，患者可以进行一些轻度的运动和活动,以促进身体功能的恢复。当然,这些运动应该是安全的,并且需要根据患者的具体情况和医生的建议来确定。以下是一些适合脑卒中患者的轻度运动。

(1) **步行训练**。步行是一种非常适合脑卒中患者的运动,可以帮助患者恢复行走能力。开始时,患者可以在平坦的地面上进行短距离的步行,随着时间的推移可逐渐增加步行的距离和时间。

(2) **平衡练习**。平衡是脑卒中患者常常受到影响的能力之一。可以通过平衡练习,如单脚站立或跟踪移动物体,帮助改善患者的平衡能力。

(3) **柔韧性训练**。柔韧性训练可以帮助患者恢复关节灵活性和肌肉伸展性。患者可以尝试进行简单的伸展运动,如屈膝伸展、手臂伸展等。

(4) **水疗运动**。水疗对于脑卒中患者来说是一种相对安全和有效的运动方式。在水中进行运动可以减轻身体的重量负担,减少关节的压力,同时提供阻力来增强肌肉力量。

(5) **瑜伽或太极**。瑜伽或太极都是轻柔的运动形式,可以帮助提高身体的柔韧性、平衡能力和保持心理健康。

在进行运动之前,患者应该咨询医生或康复师的意见,并根据他们的建议选择适合自己的运动方式。此外,患者应注意避免过度劳累和受伤,并随时注意身体的反应。

32 脑卒中康复期间可以工作吗?

脑卒中康复期间可以工作吗?这取决于患者的具体情况和

康复进展。以下是一些可能影响患者工作的因素

（1）**病情严重程度**。如果患者的脑卒中比较严重，可能需要很长时间的康复期，因此可能需要很长的时间才能回到工作岗位上。

（2）**康复效果**。康复效果好的患者可能会很快地恢复到工作状态，而康复效果不佳的患者则可能需要更长时间才能回到工作岗位上。

（3）**工作性质**。患者的工作性质决定他是否能回到工作岗位上。例如，如果患者的工作需要高度的认知能力或精细的运动技能，那么他可能需要更长时间才能适应这些要求。

（4）**个人意愿**。患者的个人意愿也是一个重要的因素。有些患者可能非常渴望回到工作岗位，即使他们需要长时间的康复期也会努力实现这个目标。

总之，脑卒中康复期间是否可以工作是一个复杂的问题，需要考虑多方面的因素。如果您正在进行脑卒中康复，请咨询您的医生或康复师以获取更具体的建议和指导。

33 脑卒中康复期间，患者可以在家进行哪些日常活动？

脑卒中康复期间，患者可以在家进行一些轻度的日常活动，以帮助恢复身体功能和提高生活质量。以下是一些适合在家进行的活动。

（1）**做家务**。如扫地、擦桌子、洗碗等。这些活动可以帮助患者保持手部和上肢的功能。

（2）**园艺**。如果家里有花园，可以进行一些简单的园艺工

作，如浇水、修剪、种植等。这不仅可以锻炼身体，还可以让患者接触大自然。

(3) 烹饪。在医生或物理治疗师的建议下，患者可以尝试烹饪一些简单的食物。这不仅可以增强患者的日常生活技能，还可以确保食物的健康和安全。

(4) 阅读和写作。选择一些轻松的书籍或杂志来阅读，或者写日记、信件等。这可以帮助患者提高语言能力和认知功能。

(5) 听音乐和唱歌。听一些喜欢的音乐，或者唱一些喜欢的歌曲。这可以帮助放松心情，缓解不良情绪。

(6) 绘画和手工艺。如果患者喜欢绘画或手工艺，可以在家里进行一些创作。这不仅可以提高患者的创造力，还有助于患者放松心情。

(7) 观看电视和电影。选择一些轻松愉快的电影或电视剧来观看。这可以帮助患者放松心情，分散注意力。

(8) 练习手指灵活性。可以尝试一些简单的手指练习，如弹钢琴、玩乐器或做一些手工活。

(9) 练习平衡和协调。可以尝试单足站立，或者使用平衡垫进行训练。

请注意，进行任何活动之前，都应该咨询您的医生或物理治疗师，确保这些活动对您的康复有益且安全。

34 患者应该如何监测自己的康复进展？

监测自己的康复进展可以帮助患者了解自己的身体状况和

改善程度,以下是一些建议。

(1) **记录日常活动能力**。记录自己每天能够完成的日常活动,如行走的距离、完成家务的时间和质量等。这可以帮助患者追踪自己的进展并与之前的数据进行比较。

(2) **使用康复工具**。根据医生或物理治疗师的建议,使用特定的康复工具来评估和监测患者的功能恢复情况。例如,使用步态分析仪来评估行走模式,使用手部运动范围测量器来评估手指灵活性等。

(3) **定期进行医学检查**。按照医生的建议定期进行医学检查,包括血压、血糖、血脂等相关指标的检测。这些检查可以提供关于患者整体健康状况的信息。

(4) **参与康复评估和治疗计划**。定期参与康复评估,让专业的医疗团队对患者的康复进展进行评估,并根据需要调整治疗计划。他们会根据患者的反馈和测试结果给出专业建议。

(5) **注意身体信号**。留意身体的变化和信号,如疼痛、肿胀、感觉异常等。如果出现新的症状或现有症状加重,及时向医生报告。

(6) **与康复团队保持沟通**。与康复团队保持密切联系,包括医生、物理治疗师、作业治疗师等。定期与他们交流患者的感受、疑虑和进展情况,以便他们能够为患者提供更准确的指导。

(7) **设定目标和里程碑**。与医疗团队一起明确康复目标和康复里程碑,并定期检查患者是否达到了这些目标。这可以帮助患者更有动力地进行康复训练,并提供一个量化的评估标准。

请记住，每个人的康复进程都是独特的，所以不要与他人比较。重要的是专注于自己的进步，并与医疗团队合作，以实现最佳的康复效果。

35 康复期间，患者需要定期去医院复查吗？

康复期间需要定期去医院复查。

首先，医生会根据患者的病情和康复进展来制订一个复查计划。这个计划会包括患者需要进行哪些检查，以及何时进行这些检查。

其次，复查的目的是为了监测患者的康复进度，并及时调整治疗方案。例如，如果患者的神经功能没有明显改善，或者出现了新的症状，医生可能会调整患者的药物或物理治疗方案。

最后，定期复查也可以帮助患者了解自己的身体状况，以及是否有任何并发症。例如，脑卒中可能会导致一些并发症，如肺部感染、深静脉血栓等，这些都需要通过定期的检查来发现。

总的来说，定期复查是康复过程中非常重要的一环。请按照医生的建议，定期去医院进行复查。

36 如果康复期间遇到紧急情况，患者应该如何处理？

（1）保持冷静。首先，尽量保持冷静，不要慌张。深呼吸可以帮助患者放松并清晰思考。

（2）**寻求帮助**。立即拨打当地的急救电话或前往最近的急诊室。如果有人在场，告诉他们患者的症状和患者正在接受的康复治疗。

（3）**遵循医生的建议**。如果患者之前有过类似的紧急情况，或者医生给患者提供了应急联系方式，请按照他们的建议行事。

（4）**避免独自行动**。如果可能的话，尽量不要独自行动。让家人、朋友或邻居知道患者的情况，以便他们在紧急情况下可以帮助患者。

（5）**准备应急信息**。总是随身携带一些重要的医疗信息，如患者的诊断、药物列表、医生的联系方式等。这可以在紧急情况下帮助医务人员快速了解患者的情况。

请注意，每个人的情况都是独特的，所以这些建议可能不适用于所有人。最好是与患者的医生讨论任何可能的紧急情况，并制订一个针对患者的具体情况的应急计划。

37 脑卒中后遗症期康复过程中可能会出现哪些挑战？

（1）**身体功能的限制**。一些脑卒中患者可能会出现肌肉无力、协调性差或平衡问题，这可能会影响他们的行走和其他基本动作。

（1）**认知障碍**。脑卒中患者可能会出现认知障碍，包括记忆、注意力和判断力的问题，这可能影响患者的日常生活和工作能力。

（2）**语言和吞咽困难**。部分脑卒中患者可能会遭遇说话或吞咽食物的困难，这可能需要特定的治疗和训练。

（3）情绪和心理问题。抑郁、焦虑和情绪波动是常见的问题，这可能需要心理健康专家的帮助。

（4）社交障碍。由于身体功能的限制或其他原因，脑卒中患者可能会在社交活动中遇到困难，感到孤独或被排斥。

（5）经济负担。脑卒中康复治疗可能会带来一定的经济压力，尤其是在没有充分的医疗类保险覆盖的情况下。

（6）家庭和职业生活的调整。脑卒中患者可能需要家人的支持和帮助，或者需要对工作进行调整，以适应其新的健康状况。

（7）维持长期效果的挑战。即使在康复治疗后取得了进步，患者也可能面临如何维持这些成果的挑战。

为了应对这些挑战，患者应积极参与康复治疗，与医生和康复团队保持密切沟通，寻求必要的支持和资源，并采取积极的生活方式来促进健康。

38 脑卒中后遗症期康复通常需要多长时间？

脑卒中后遗症期康复的时间因人而异，取决于多种因素，如患者的年龄、健康状况、脑卒中的严重程度以及康复治疗的及时性和有效性等。因此，很难给出一个确切的时间表。

通常来说，脑卒中的康复是一个长期且渐进的过程，可能需要在医院、康复中心或家中进行持续的治疗和训练。在急性期过后，患者通常会进入恢复期，这是一个进步相对较快的阶段，可能持续数周至数月。然而，后遗症期的康复可能需要更长的时间，有时甚至可能达到数年。

在后遗症期，康复的重点通常放在改善残留的功能障碍、提高生活质量和帮助患者重新融入社会。这可能需要持续的物理治疗、作业疗法、言语治疗、心理支持和其他康复措施。

重要的是，每个患者的恢复速度和时间表都是独特的。一些患者可能在相对较短的时间内取得显著的进步，而其他人可能需要更长的时间和更多的努力来达到他们的康复目标。因此，对于脑卒中后遗症期康复的时间，最好是根据患者的具体情况和康复进展来评估。

第二章 治疗

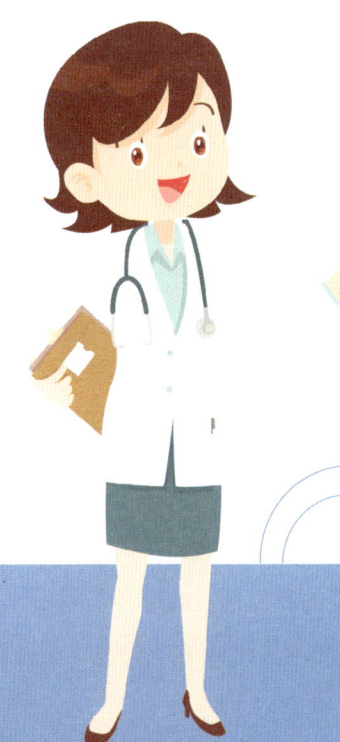

1 脑卒中后遗症期康复的主要目标?

脑卒中后遗症期康复的主要目标是帮助患者恢复或最大限度地提高他们的生活质量,使他们能够重新参与到日常生活和工作中。具体来说,康复的主要目标包括以下几方面。

(1) **身体功能的恢复**。这包括改善肌肉力量、协调性、平衡能力等,以及恢复行走、站立、坐立等基本动作的能力。

(2) **认知功能的恢复**。这包括改善记忆、注意力、判断力、解决问题的能力等。

(3) **语言和吞咽功能的恢复**。对于有语言障碍或吞咽困难的患者,康复训练可以帮助他们恢复或改善这些功能。

(4) **心理调适**。康复不仅仅是身体的恢复,还包括心理的调适。通过心理咨询和支持,帮助患者调整心态,建立积极的生活态度。

(5) **生活自理能力的提高**。通过日常生活技能训练,帮助患者恢复或提高自我照顾的能力,如穿衣、洗澡、吃饭等。

(6) **社会适应能力的提高**。帮助患者重新适应社会环境,提高人际交往能力,增强社交活动的兴趣和能力。

(7) **预防再次发生脑卒中**。通过健康教育和生活方式的指导,帮助患者控制高血压、糖尿病、高血脂等危险因素,降低再次发生脑卒中的风险。

总的来说,脑卒中后遗症期康复的目标是帮助患者实现全面的身心康复,使他们能够尽可能地恢复正常的生活和工作能力。

2 脑卒中康复的治疗原则有哪些?

(1) **尽早进行**。只要患者神志清楚,生命体征平稳,病情不再发展，48小时后即可进行康复治疗。

（2）**循序渐进**。康复治疗注意循序渐进，需脑卒中患者的主动参与及家属的配合，并与日常生活和健康教育相结合。

（3）**综合治疗**。采用综合康复治疗，包括物理治疗、作业疗法、言语治疗、心理治疗、传统康复治疗和康复工程等。

（4）**康复与治疗并进**。脑卒中的特点是障碍与疾病共存，故康复应与治疗同时进行，并给予全面的监护与治疗。

（5）**重建正常运动模式**。在脑卒中急性期，康复运动首先是抑制异常的原始反射活动（如良好姿位摆放等），重建正常的运动模式；其次是加强肌肉力量的训练。脑卒中康复是一个改变"质"的训练，旨在建立患者的主动运动，保护患者，防止并发症的发生。

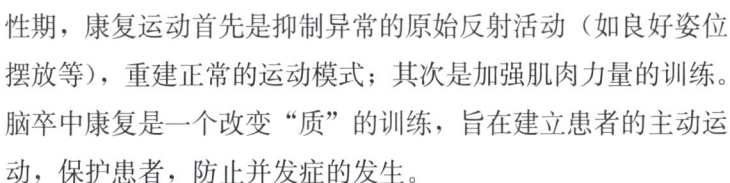

（6）**重视心理因素**。重视心理因素，严密观察脑卒中患者有无抑郁、焦虑情绪，它们会严重影响康复的进行和效果。

（7）**预防复发**。预防复发，即做好二级预防工作，控制危险因素。

（8）**药物治疗和手术治疗相结合**。根据患者功能障碍的具体情况，采取合理的药物治疗和必要的手术治疗。

（9）**坚持不懈**。康复是一个持续的过程，重视社区康复和家庭康复。

3 何为脑卒中康复治疗的"黄金期"？

脑卒中患者应在临床稳定时（生命体征稳定，症状和体征不再恶化）通过循序渐进的训练方法康复。所谓康复干预"黄金期"是指 3 个月内接受康复治疗患者可以恢复得更好，超过这个时间，患者恢复就比较慢。目前认为，脑卒中患者发病 1 个月内为恢复早期阶段，2~3 个月为恢复中期阶段，4~6 个月为恢复后期阶段，超过 6 个月为后遗症期。指南推荐脑卒中患者病情稳定 48 小时后，应尽早进行康复治疗。

4 什么是物理治疗？

物理治疗是康复治疗的主体，它使用包括声、光、冷、热、电、力（运动和压力）等物理手段进行治疗，针对人体局部或全身性的功能障碍或病变，采用非侵入性、非药物性的治疗来恢复身体原有的生理功能。物理治疗是现代与传统医学中的非常重要的一部分。物理治疗可以分为两大类：一类是以功能训练和手法治疗为主要手段，又称为运动治疗或运动疗法；另一类是以各种物理因子（声、光、冷、热、电、磁、水、蜡等）为主要手段，又称为理疗。

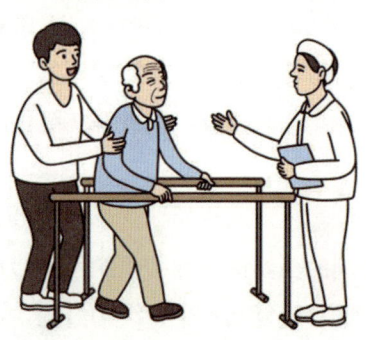

5 脑卒中康复治疗中，物理治疗的作用是什么？

物理治疗包括物理因子治疗和运动治疗。物理因子治疗是使用电、光、声、磁、水、蜡等物理因子进行治疗，主要作用有减轻炎症、缓解疼痛、改善肌肉瘫痪、抑制痉挛、防止瘢痕的增生以及促进局部血液循环。运动疗法是通过手法的操作或借助器械，或运动的方式改善和代偿肢体或脏器功能的方法，以将不正常的运动模式转变为正常或者接近正常的模式，增强肌力和肢体的控制能力以及运动的能力，改善运动的协调和平衡，科学地、有针对性地恢复患者丧失的或者减弱了的功能，同时可以预防和治疗肌肉萎缩、关节僵硬、骨质疏松、局部或者全身畸形的并发症。

6 什么是作业疗法？

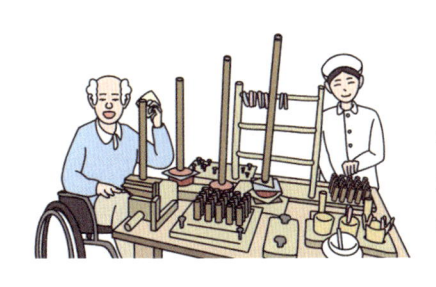

作业疗法，作为康复医学一个重要的组成部分，是指有选择性和目的性地运用与日常生活、工作、学习和休闲等有关的各种活动来治疗患者躯体、心理等方面的功能障碍。目的是使患者最大限度地恢复或提高独立生活和劳动的能力，使其作为家庭和社会的一员过着有意义的生活。

7 脑卒中康复治疗中，作业疗法的作用是什么？

作业疗法的作用是针对患者的功能障碍，选择有目的的、有选择性的日常生活活动、职业劳动和认知活动，对患者进行反复训练，以帮助患者提高生活质量，最大限度恢复正常家庭生活和社会生活。其重点在于增强手的灵活性、手眼的协调、对动作的控制能力和工作力，以进一步提高和改善患者的日常活动能力。

8 什么是言语治疗?

言语治疗,原指一套为矫正发声和构音缺陷而设计的与行为有关的技术和方法,如矫正口吃。现在也指用于失语症的康复和处理发育性言语障碍的技术和方法。言语治疗是由言语治疗专业人员对各类言语障碍者进行治疗或矫治的一门专业学科。其内容包括对各种言语障碍进行评定、诊断、治疗和研究,对象是存在各类言语障碍的成人和儿童。言语障碍包括失语症、构音障碍、儿童语言发育迟缓、发声障碍和口吃等。

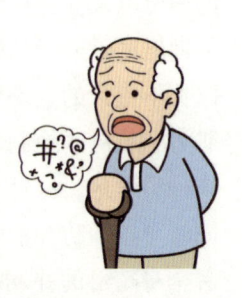

9 脑卒中康复治疗中,言语治疗的作用是什么?

言语治疗是针对颅脑损伤引起的言语障碍进行矫治的方法。通过评定、鉴别言语障碍类型,给予针对性的训练(如发声器官的训练、构音训练等)来恢复和改善患者的交流能力。

10 什么是心理疗法?

心理疗法又叫"精神疗法",与化学、天然药物及物理治疗不同,是医生与患者交往接触过程中,医生通过语言来影响患者的心理活动的一种方法。

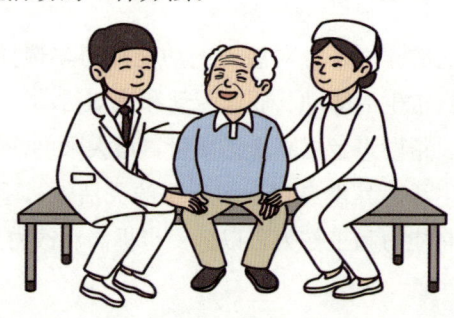

11 脑卒中康复治疗中，心理疗法的作用是什么？

心理疗法用心理学方法，通过语言或非语言因素，对患者进行训练、教育和治疗。其作用为减轻或消除身体症状，改善心理精神状态，让患者重新适应家庭、社会和工作环境。

12 如何帮助脑卒中患者改善运动能力？

考虑到患者的体力、耐力和心肺功能情况，在条件许可的情况下，早期康复阶段应每天进行30～40分钟的康复训练，这能够改善患者的功能。

关节的被动活动是在患者能承受的范围内进行，以避免引起患者的疼痛的方式维持其关节活动度。关节的被动活动的目的是确保肌肉和构成关节的软组织的柔韧性，维持关节正常的活动范围，防止因关节长期未活动而出现挛缩。另外，对有运动功能障碍的患者，可以通过被动关节运动诱发其正常运动感觉、强化肌力、提高协调性、改善肢体的运动功能。常用的方法有被动关节活动度训练和辅助主动运动的关节活动度训练。

（1）各关节单方向的运动

①肩关节：屈曲、伸展、内收、外展、内旋、外旋。

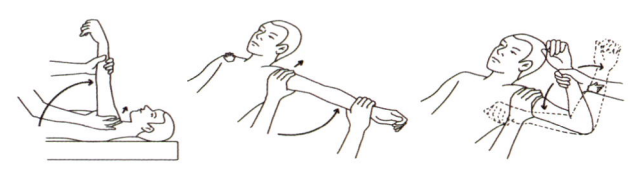

②肘关节：屈曲、伸展、旋前、旋后。
③腕关节：背伸、掌屈、桡侧偏、尺侧偏。
④手指关节：屈曲、伸展。

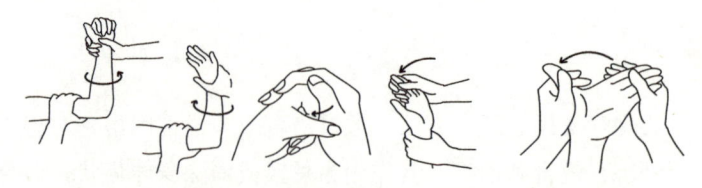

⑤髋关节：屈曲、伸展、内收、外展、内旋、外旋。

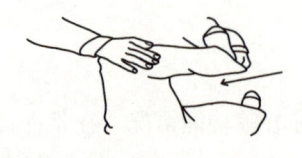

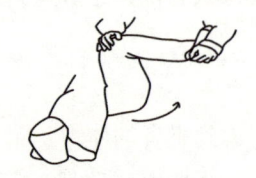

⑥膝关节：屈曲、伸展。

⑦踝关节：背伸、跖屈、内翻、外翻。

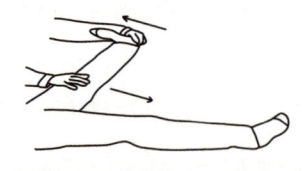

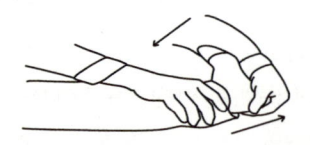

⑧Bobath 握手法：将患手五指分开，健手拇指压在患手拇指下面，其余 4 指对应交叉，并尽量向前伸展肘关节，以坚持健手带动患手上举，可根据患者能力上举 30°、60°、90°、120°，每次锻炼 15 分钟，要求患者手不要晃动，不憋气或用力过度。

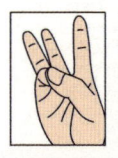

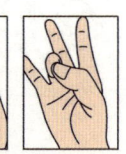

⑨对指法：用大拇指指腹依次对合食指、中指、无名指、小指指腹，然后再反向对指，达到定位快速准确为宜。

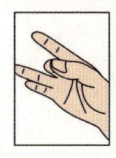

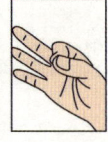

⑩桥式运动：桥式运动分为单桥运动和双桥运动。仰卧位，双手放于体侧，下肢屈曲支撑于床面，将臀部尽量抬高即可。

（2）站立与迈步训练

脑卒中康复早期患者步行需要家属及治疗师给予辅助步行训练。患者步行时先站稳，双脚与肩同宽，之后迈出患脚将重心转移到患脚上，再迈出健脚将重心转移到健脚上，反复练习。

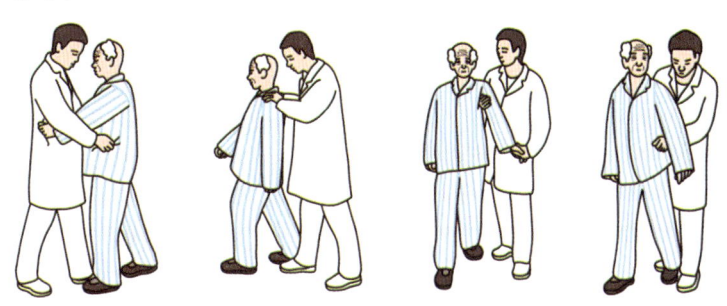

13 如何帮助脑卒中患者处理认知障碍问题？

现有研究表明，脑卒中后3个月内发生脑卒中后认知障碍的比例为6%~27%。脑卒中后经常出现多个认知领域的损伤，包括注意力、处理速度、执行功能、语言和视觉记忆、语言和感知等方面的损伤。简易精神状态检查（MMSE）和蒙特利尔认知评估量表可以用来筛查脑卒中后的认知障碍。当筛查提示认知障碍时，建议丰富环境以增加认知活动的参与度，使用认知康复（实践、补偿和适应技术）来改善注意力、记忆力和执行功能；补偿策略可用于改善记忆功能，包括使用视觉想象、语义组织、间隔练习和外部记忆辅助技术，如笔记本、寻呼系统、计算机、其他提示设备。认知康

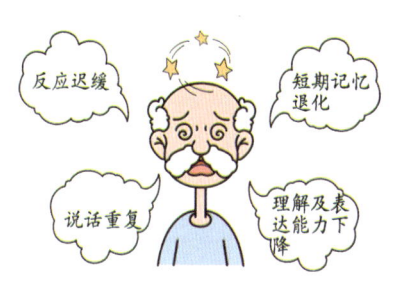

复治疗的目的是提高患者的认知功能，改善其注意力、记忆力、知觉及思维障碍，其方法包括计算机辅助认知功能训练、作业疗法、高压氧治疗、针灸治疗及药物治疗。各种治疗方法对患者的认知障碍均有不同程度的改善作用。

(1) 计算机辅助认知功能训练。

随着计算机技术的不断发展，计算机辅助认知功能训练逐渐兴起。它具有操作简单、训练题材丰富、趣味性较好、参与性强、难度适宜，并可根据患者的个体情况调整训练难度，具有避免人为干预的优点。目前，已有较多医院及家庭使用计算机辅助认知功能训练系统。

(2) 作业疗法。

作业疗法是临床上治疗认知障碍的常用方法之一，其主要是采用有目的性的、经过选择的作业活动，使患者在这些活动中获得功能重建，最大限度地促进患者运动、认知、社会参与等方面的功能恢复，以改善患者的生活质量，帮助其重返工作岗位。近年来的循证医学研究证实，早期用作业疗法干预可有效改善脑卒中及脑外伤后患者的认知障碍。

(3) 高压氧治疗。

高压氧在临床上的应用较为广泛。对于脑卒中患者，高压氧治疗不仅可以提高其血液及组织氧含量，促进受损神经细胞恢复及神经功能重建，还能减轻脑水肿、改善脑代谢、恢复脑功能，从而改善患者的运动及认知功能。

(4) 针灸治疗。

针灸作为中国传统医学的一种治疗方法，被广泛应用于脑卒中患者运动障碍的治疗中。随着对脑卒中后认知功能障碍研究的不断深入，国内较多学者开始使用针灸来治疗患者的认知功能障碍。实践证明，它对患者的认知障碍康复具有确切疗效。

14 如何帮助脑卒中患者改善吞咽能力？

脑卒中后吞咽困难在脑卒中发作后 3 天内影响 42%～67% 的患者，其中 50% 发生误吸（包括隐匿性误吸），其中，30% 发生肺炎。建议所有急性脑卒中患者在经口进食和饮水前由语言治疗师或其他训练有素的医护人员对其进行吞咽功能筛查。对存在吞咽障碍的脑卒中患者可进行以下吞咽训练。

（1）运动行为疗法，包括缩下颌阻力训练、呼气肌训练、Shaker 训练等。

（2）针灸治疗有理由被视为吞咽困难的潜在辅助治疗。

（3）体表神经肌肉电刺激、咽腔电刺激、经颅直流电电刺激等。

（4）口腔感觉刺激。

（5）口腔卫生管理和姿势代偿可以降低卒中后吸入性肺炎的风险。

吞咽的姿势代偿包括头颈部代偿（如头颈部伸展、头颈部屈曲、仰头吞咽、颈部旋转、侧方吞咽）和躯干代偿（如半卧位和躯干垂直体位等）。

15 如何正确摆放良肢位？

良肢位指从康复治疗的角度出发而设计的一种临时性体位。良肢位摆放的目的：维持正确的姿势和体位、保持肢体的良好功能、防止或对抗痉挛姿势的出现、保护关节及早期诱发分离运动以及预防并发症。

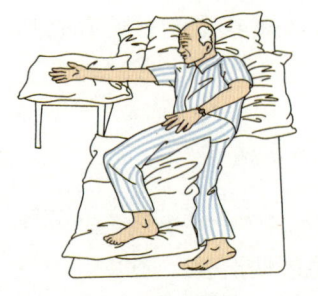

（1）**患侧卧位**。患侧在下，健侧在上。患侧肩前伸，肘、腕关节伸展，掌心向上，手指伸展。患侧下肢在后，髋关节伸展，膝关节微屈。健侧下肢屈曲向前，膝关节屈曲置于支撑枕上，注意不要挤压患侧下肢。

（2）**健侧卧位**。健侧在下，患侧在上，枕头不宜过高，胸前垫一软枕。患侧肩前伸，肘、腕、指关节保持伸展，置于胸前枕头上，上肢向头顶方上举约100°。健侧上肢自然屈曲，放置胸腹前。患侧髋、膝关节略屈曲置于另一枕上，踝关节背屈。健侧下肢自然平放床上，轻度伸髋屈膝。

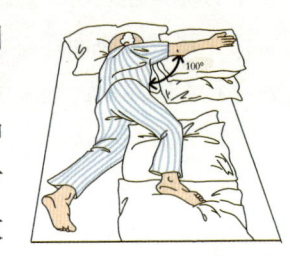

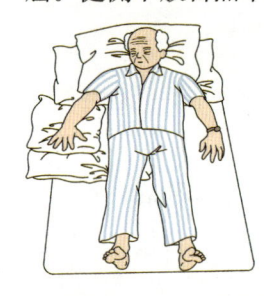

（3）**仰卧位**。头部置于枕上，患侧肩胛部位垫一小枕头，使肩胛骨前倾，肩关节外展与身体成45°角；肘关节伸展，整个上肢置于枕头上，腕关节和手指伸展，掌心向下。患侧臀部和大腿外侧放一支撑枕，髋关节稍向内旋，防止患腿外旋。膝关节稍弯曲（可垫一小枕）；足底避免接触任何支撑物。

16 如何进行床上翻身？

（1）向健侧翻身

bobath握手后将肩前曲90°，健腿屈髋屈膝，将健侧足部

— 48 —

从患侧腘窝下穿过，勾住患腿；将双手向健侧摆动从而带动躯干向健侧旋转，同时健腿用力勾住患腿向健侧旋转，以完成向健侧翻身。若患者翻身困难，辅助者可在患侧帮助推动患侧肩胛带和骨盆。

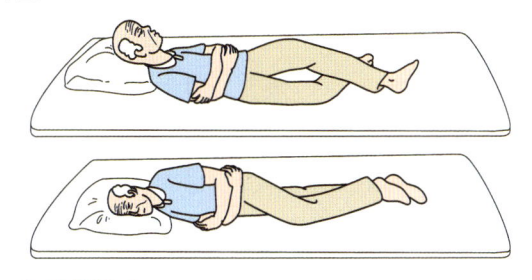

(2) 向患侧翻身

bobath 握手后将肩前曲 90°，健腿屈髋屈膝，将双手向患侧摆动从而带动躯干向患侧旋转，同时健腿用力蹬床，以完成向患侧翻身。

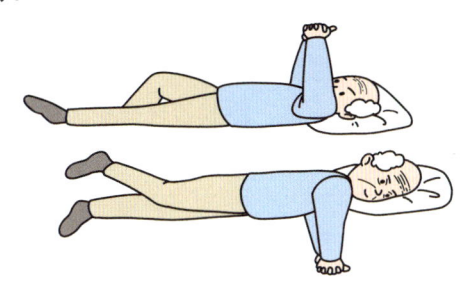

17 如何正确使用轮椅？

(1) 首先选择合适的轮椅

根据患者的功能水平和使用环境需求选择合适的轮椅，如功能水平差者可选择高靠背轮椅且靠背和腿托角度可调节的轮椅；路面环境不好的情况可选择充气脚轮；需要进行汽车搬运可选择折叠轮椅。

(2) **轮椅处方。**

座位高度：座位的高度为脚踏板到座椅的距离。患者坐在座位上双下肢放于脚踏板上时，足跟或鞋跟至腘窝的距离再加上 4 cm 或者大腿下部前 1/3 处高于坐垫前缘约 4 cm。

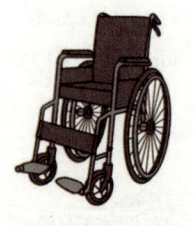

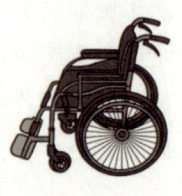

脚踏板高度：脚踏板离地面至少 5 cm。

座位宽度：患者坐上轮椅后，双大腿与扶手之间应有 2.5~4 cm。

座位深度：指座位的前缘到椅背的距离。患者坐于轮椅后，坐垫的前缘离腘窝约 6.5 cm。

扶手高度：扶手合适的高度为肩部放松的状态下，肘屈曲 90°，扶手比肘高 2.5 cm 为合适。

靠背高度：一般高度是椅面至腋窝的距离减 10 cm。高于一般高度为高靠背轮椅，躯干控制差者选择高靠背轮椅。若患者功能水平允许，尽可能选择靠背低一些，可让患者有较大的躯干活动度的轮椅。

18 如何进行平衡训练？

(1) **坐位平衡反应诱发训练。**

患者取端坐位（椅坐位），利用训练球在治疗师的保护下进行向前后左右各方向推球训练，完成躯干的屈曲、伸展及左右侧屈运动。在患者可以维持独立坐姿时，治疗师应从各方向对其头部、肩部及躯干施加外力，外力的大小和方向视患者具体情况进行组合变化以诱导患者的平衡反应。当患者坐位平衡较充分时，可取两手胸前抱肘位，两名治疗师在其两侧交替施加外力以破坏患者坐位的稳定性，诱发头部及躯干向正中线的调整反应。训练应循序渐进，防止患者精神紧张和加重痉挛。

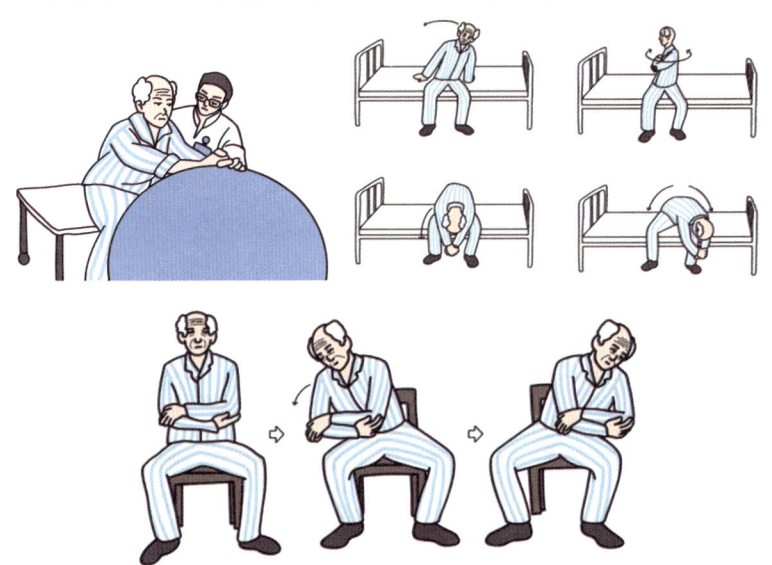

(2) 站立平衡训练。

①从坐位到立位的训练。

患者坐位平衡反应充分后，可练习从坐位到立位的训练。患者取坐位，双足全脚掌着地，利用训练球令双手扶球身体重心前移，治疗师可协助患手扶球，并向前滚动球体，完成躯干屈曲。待患者消除重心前移的恐惧后，治疗师把高凳置于患者面前，令患者双手交叉，在双侧髋关节屈曲下重心前移，双手拄在凳面上，头部前伸超过足尖。此时，治疗师立于患侧，一手协助固定患侧膝关节并向前移，使膝关节超过足尖，另一手从患者腰后扶持健侧大转子，在协助向上抬起臀部的同时确保患者身体重心向患侧转移，防止健侧代偿。待以上动作均能较好完成后，撤掉高凳，放开交叉双手，双上肢自然下垂，练习在身体对称重心前移的姿势下伸展躯干，完成起立动作。

　　从坐位到立位的训练要点是，双侧足底着地，两脚平行或患足在健足后方以防止健侧代偿。起立时身体重心前移，患侧下肢充分负重。完成动作的过程中，患者不得低头，起立后防止膝关节过伸展或是伴有踝关节跖屈内翻的髋关节向后方摆动。当从立位返回坐位时，臀部往往重重地落下。双下肢对体重的控制对于偏瘫患者而言是难度较大的事情，尤其是在下肢屈曲位时体重负荷更难控制，要在治疗师的辅助下反复练习。

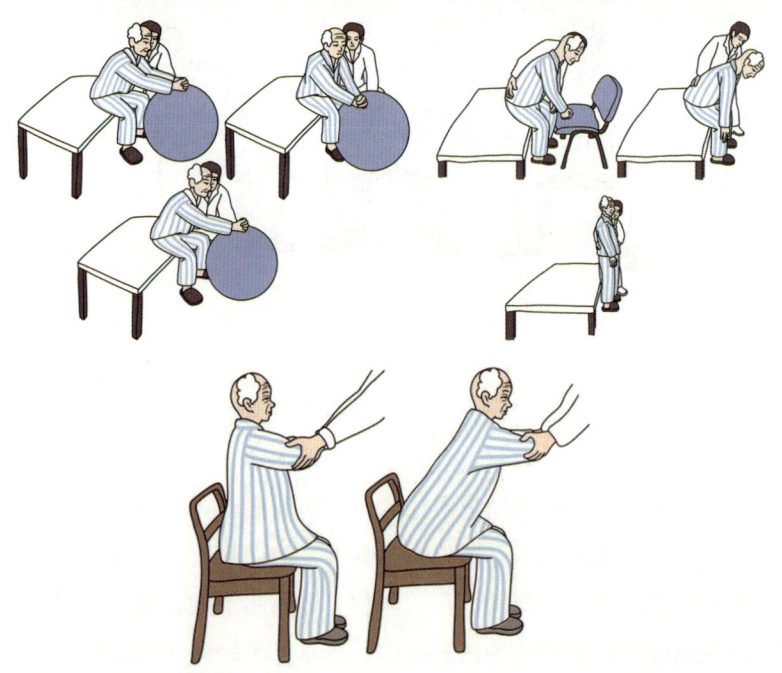

②立位平衡训练。

　　患者立于平行杠内，双下肢支撑身体，双膝关节轻度屈曲（约15°），治疗师用双膝控制患者的下肢使其呈外展、外旋位的状态。

治疗师一手置于患者臀部，另一手置于其下腹部，协助患者完成骨盆前后倾运动。随着骨盆前后倾运动幅度的加大，重心逐渐向患侧下肢转移，在患侧骨盆、髋关节、膝关节、踝关节获得较好控制能力时慢慢将健侧下肢抬起。

③**平衡杠内重心转移训练。**

患侧下肢瘫痪；躯干一侧瘫痪；平衡反应障碍；体力低下，健侧下肢废用性肌萎缩；空间知觉障碍（特别是坐位、立位躯干向患侧倾斜）是偏瘫患者存在立位平衡障碍的主要原因。训练时应结合评价结果，分析原因，分别采取不同的训练方法。

立位平衡是实现步行的基础。从运动学的角度看，步行是平衡不断地遭到破坏，而又不断地重新建立的循环过程。立位平衡由于身体重心高，支撑面小，比较难于掌握。一般应按照平衡训练的规律循序渐进地练习。

④**单腿站立训练。**

患侧单腿站立，面前摆放 20 cm 高的低凳，将健侧下肢踏在上面，治疗师一手下压，向前推患侧骨盆，辅助髋关节伸展，另一手置于健侧躯干，协助将重心转移到患侧，然后返回原处。随着平衡能力的提高，可以增加踏凳的次数和延长负重时间。

当以上动作可以正确地反复进行时，将低凳换成高凳；治疗师一手置于患者背部，另一手置于胸骨下方，辅助患者躯干伸展，提高躯干上部的稳定性。

19 如何进行步行训练？

步行训练以平衡为基础，强调正确的步态输入，力求患足达到先足跟、后足尖着地的步行。先进行扶持行走、平衡杠内行走，再到独立行走，最后是改善步态训练。

(1) 平衡杠内行走。 首先将平行杠高度调节在与患者股骨大转子相同的位置。步行模式一般采用两点支撑步行。患者立于平行杠内，伸出健手握住平行杠，向前迈出患足，利用健手、患足两点支撑迈出健足。即健手—患足—健足的顺序练习，同时注意握杠的手从握杠变为扶杠再变成手指伸展用手掌按压平行杠。步幅也应从小到大，即从不超过患足（"后型"）到与患足平齐（"平型"），最后为超过患肢（"前型"），为过渡到拄拐步行打好基础。训练过程中应注意强化患侧下肢复重和异常迈步姿势（如画圈步态）的调整。

(2) 拄拐步行。 拐步行训练较平衡杠内行走难度更大，必须是平衡功能良好、步行稳定的患者才能进行拄拐步行训练。常采用的方式有杖→患足→健足、杖、患足→健足两种。健侧足跨步的大小可分为前型、后型、平型三种。手杖也可根据稳定性从大到小依次分为肘拐、四脚拐、手杖。训练过程中应注意患者步行姿势，包括患侧肢体的正确复重及迈步的姿势等。

(3) 控制双肩步行。 辅助者位于患者身后，双手轻轻搭在患者肩上（拇指在后，四指在前），当患肢处于支撑期，健侧下肢摆动时，让足跟着地，使前肩胛骨向后方旋转，可以防止足外旋。当患肢处于摆动期时，辅助者诱发患者双上肢呈对角线方向有节奏地自然摆动以使躯干旋转，为出现正常步态创造条件。

(4) 控制骨盆步行训练。 辅助者双手置于患者骨盆两侧，用拇指或掌根抵住臀部，使髋关节伸展、骨盆后倾。在健侧下肢处于摆动期时，治疗师协助患者将体重转移到患足，防止膝关节过伸展，并维持患肢支撑的稳定，同时协助患者将重心缓慢地向前方移动。当患侧下肢处于摆动期时，髋、膝关节放松，足跟向内侧倾斜，即髋关节外旋。辅助者将患侧骨盆向前下方加压，防止骨盆上抬，并协助其向前方旋转。

(5) **特殊步行练习**。它包括向患侧横向迈步训练、向健侧横向迈步训练、一字步训练、倒退步训练等。

20 如何上下楼梯？

(1) **上阶梯训练的要领是先练两足一阶法**。①健手抓住扶手；②健足上台阶；③利用健手与健足将身体重心引向上一层台阶；④患侧下肢上抬，与健足站到同一层台阶上；⑤辅助者在患者身后予以保护。当患者熟练掌握后，或为了练习重心转移、患侧支撑等，可训练一足一阶法，方法同上，区别是患足不与健足站在同一层台阶上，而是向上迈向上一层台阶，辅助者的辅助重点是协助患肢上抬及维持患肢支撑的稳定性。

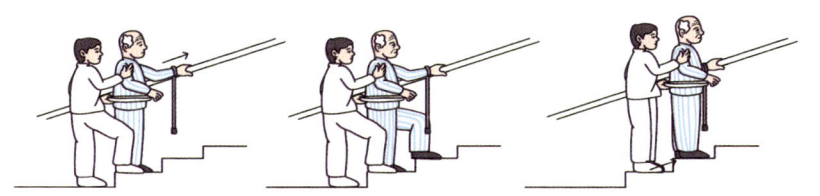

(2) **下阶梯训练的要领是先练两足一阶法**。①健手握住前下方的扶手；②利用健侧手足支撑身体，患足先下一层台阶；③再将健足下到与患足同一层台阶上；④辅助者在患者前方予以保护。当患者熟练掌握后，或为了练习重心转移、患侧支撑，可训练一足一阶法，方法同上；区别是健足不与患足站在同一层台阶上，而是向下迈向下一层台阶，辅助者的辅助重点是协助身体重心向患肢转移及维持患肢支撑的稳定性。

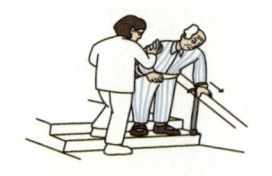

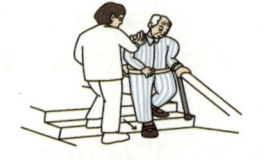

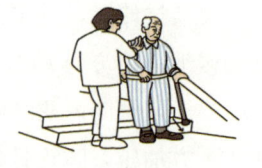

21 脑卒中患者需要的辅助器具有哪些？

脑卒中患者常用的保护类辅助器具包括肩托、分指板、踝足矫形器；移动辅助器具包括手杖和轮椅；穿衣辅助器具包括系扣勾、鞋拔等；进食辅助器具包括加装弹簧的筷子、加粗把手的叉、匙，弯柄勺、带吸管的杯子等；个人卫生及安全包括防滑垫、洗澡手套、洗澡椅、双环毛巾、长柄刷、剪指甲辅助器、万能袖套等。

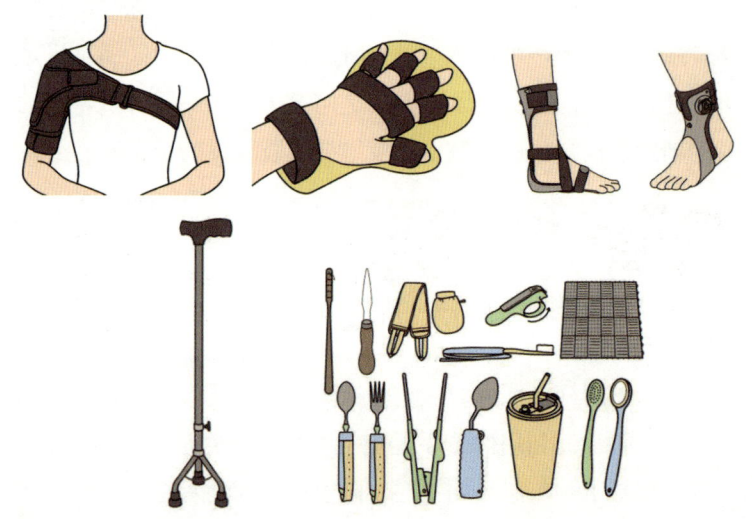

22 如何帮助脑卒中患者重拾信心？

脑卒中患者常经历五个心理阶段，包括震惊期、否定期、抑郁或焦虑期、反对独立期、适应期。心理障碍的心理分型包括焦虑型、抑郁型、依赖型和乐观型。针对患者信心下降的情况，从指导患者进行肢体的摆放到翻身、坐立、坐到站、站立平衡、步行训练等，培养患者良好的行为习惯，使患者认识到只要坚持训练，积极配合治疗，就会取得良好的康复效果。针对在各种康复治疗中出现心理疲劳的患者，应进行安慰、鼓励、启发，可通过语言、表情及治疗师本身的人格魅力为患者提供情感支持，帮助患者树立康复信心，使其建立良好的人际关系，解决患者在康复治疗过程中出现的问题。如做好患者家属及其单位领导的工作，给予患者精神、经济支持，帮助患者完善家庭支持系统，从而避免患者因脑卒中后缺乏家庭支持出现继发性心理问题。通过患者的倾诉，了解患者的心理需求及偏瘫后的心理变化；通过对患者进行健康教育，纠正患者的一些错误观念，给予患者心理支持，缓解患者因脑卒中引起的恐惧和不安的心理，使患者以积极的心态配合治疗，缓解不良情绪。与患者进行交谈，采取倾听、疏导、启发、劝解等方法，为患者提供情感支持。

23 脑卒中患者走路画圈怎么办？

尽可能避免异常的画圈行走，患者应提高下肢髋、膝、踝离地能力后，再进行正确的步态练习。总的原则是早期康复干预，正确康复治疗，避免过早行走及过多异常步态的行走。

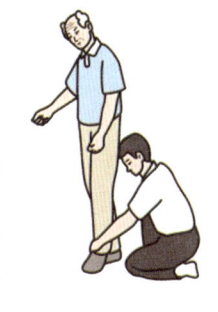

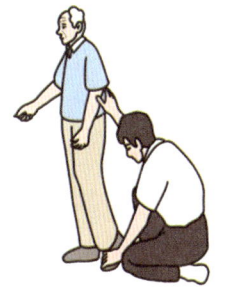

24 脑卒中患者得了下肢深静脉血栓怎么办？

当患者出现下肢深静脉血栓症状时，应及时就医，进行肢体多普勒超声检查、D-二聚体检测等相关检查，专科医生对其结果进行判断，可能需要进行全身抗凝或放置下腔静脉滤器。

25 如何预防深静脉血栓形成？

由于肢体不动和活动水平降低，急性脑卒中幸存者患下肢深静脉血栓（DVT）和肺栓塞（PE）的风险很高。DVT和PE预防可分为药理学方法和机械方法。急性脑卒中治疗中预防DVT/PE的非药物选择主要为间歇充气加压治疗，同时鼓励患者尽早活动、腿抬高，尽可能避免下肢静脉输液，特别是瘫痪侧肢体。

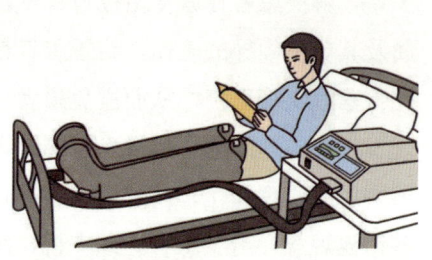

26 如何预防脑卒中患者肩关节脱位？

肩关节半脱位是抵抗手臂重量产生的重力的能力下降/缺乏的结果，尤其是当患者处于坐位或者站立位时。通过冈上肌和三角肌后肌的运动，可以将肱骨头稳定在关节窝中，并抵消这种向下

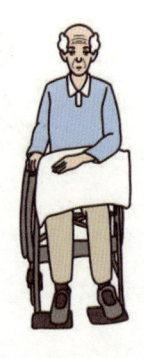

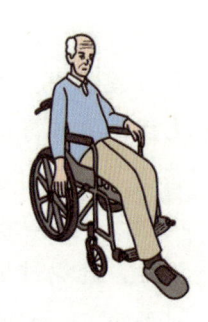

的拉力。脑卒中导致这些肌肉无力，可能导致肩部下半脱位。因此，可通过一些方式对肌肉进行主动运动的训练，或采用一些取代瘫痪的稳定肌作用的方式，如肩托、坐位对肱骨的支撑和对支撑肌肉进行电刺激。通过神经肌肉电刺激、功能性电刺激等方式对冈上肌和三角肌进行刺激，可增加三角肌及冈上肌的肌肉张力和运动机能，将肱骨头稳定在关节窝中并抵消这种向下的拉力。在座位上进行良肢位摆放，坐时在肘关节下方放置枕头，防止盂肱关节因为重力的原因向下脱垂。

27 脑卒中肩关节脱位怎么办？

（1）**立即就医**。同时采取患侧肢体良肢位摆放：借用棉枕或棉垫置于肢体的适当位置，使患肩保持正常解剖位置，从而有效预防和纠正肩关节半脱位。如坐时在肘关节下方放置枕头，防止盂肱关节因为重力的原因向下脱重。

（2）**物理因子治疗**。神经肌肉电刺激、功能性电刺激、重复性外周磁刺激等对冈上肌和三角肌进行刺激，可增加三角肌及冈上肌的肌肉张力和运动机能，将肱骨头稳定在关节窝中并抵消这种向下的拉力。

（3）**运动疗法**。通过主、被动向训练的方式进行肩关节活动度的维持，促进肩关节稳定肌肉的收缩与肌肉之间的相互协调。若肩胛骨模式异常，需对其进行矫正治疗。

（4）**其他疗法**。如肩托、肌内效贴、上肢机器人、肌电生物反馈、针灸等。

28 如何预防痉挛发生？

预防痉挛的方法包括正确摆放良肢位，进行关节活动的训练、肌肉的牵伸，减少痉挛诱发因素的发生如疼痛、发热、感染等。

29 脑卒中患者失眠了怎么办？

　　脑卒中后失眠可选择药物治疗、中医治疗、认知行为治疗、运动疗法、音乐疗法等方法。中医治疗包括中药、针灸，是治疗脑卒中后失眠的一种有效的治疗方法。运动疗法包括进行适当的中等强度的有氧运动对睡眠质量有积极的作用。认知行为治疗是对患者不良睡眠的状态及负面观念进行改变，并帮助患者重新建立起健康、正确的睡眠理念及行为卫生睡眠与健康教育。

第三章

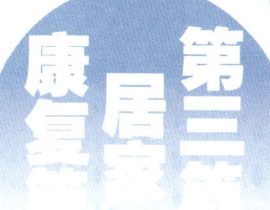

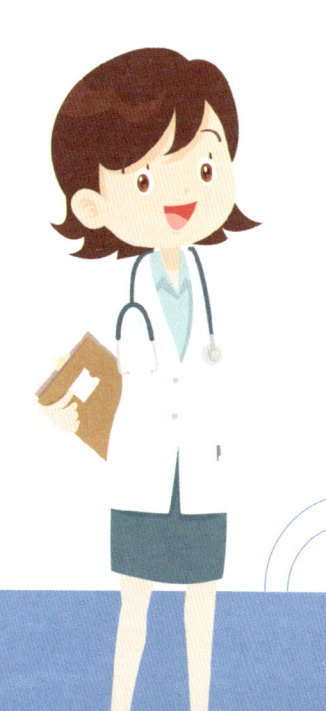

居家康复

1 脑卒中患者回家前如何进行居家环境的改造？

脑卒中患者行动不便，且部分患者需要使用轮椅等辅助器具，因此对于环境的要求比健康人群更高。家属可以对居家康复环境进行改造，使患者在日常生活中更加便利且安全。居家康复环境的改造主要包括对室内活动空间、卧室、卫生间等区域的改造。

(1) 室内活动空间的环境要求。患者如果需要使用手杖、拐杖和步行架等工具，室内活动空间应清理干净，以保证活动范围的宽敞，避免患者因空间狭窄而导致受伤。患者如果还需要使用轮椅，则需要更大的活动空间。室内活动空间的地面要求平坦、防滑，建议使用木地板或防滑地砖。确保室内活动空间没有安全隐患或危险区域。

(2) 卧室环境要求。对于使用轮椅的患者，为了方便患者上床，建议床的高度比轮椅稍高，或与轮椅同高。推荐使用硬床垫，宽度大于等于 120 厘米。为了保障患者的安全，可以在床边安装扶手、床尾板等配件。床边留出宽度大于等于 90 厘米的空间，方便轮椅移动。照明开关尽量选择触控式或声控式，距离地面高度 90~120 厘米，光线应该柔和而明亮。门的宽度应当大于等于 80 厘米，选用推拉门或折叠门。门开启处的旁边应当留有 65 厘米宽的空间。衣柜柜门建议使用推拉式或折叠式，挂衣杆不高于 120 厘米，或使用可以堆放衣物的篮子代替。

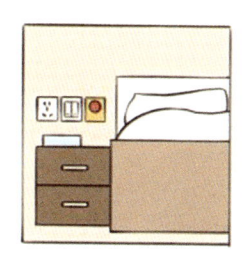

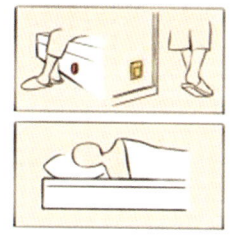

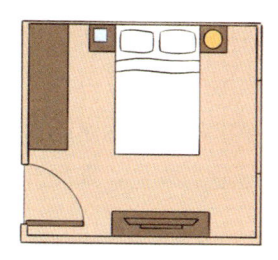

(3) 卫生间环境要求。

厕所：建议使用坐便器，高度在 40～50 厘米，两边至少留有 20 厘米的空隙。坐便器可进行加高或与轮椅同高，并在轮椅和坐便器之间留出足够的转移空间。

在厕所边上可安装水平扶手，距离地面 85～90 厘米，宽度为 3～4 厘米。推荐使用抽取式的卫生纸以及具有自动冲水、清洗、烘干功能的马桶。

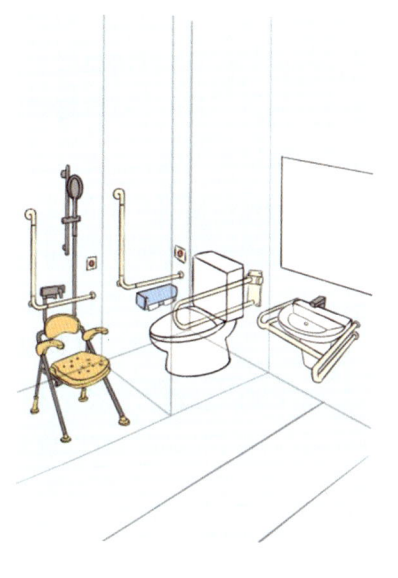

水池：高度在 80～90 厘米，对于使用轮椅的患者，池底距离地面高度应该大于等于 70 厘米，可以安装杠杆式或感应式的水龙头。

浴室：将浴室门换成窗帘。提倡淋浴，选用可弯曲的、活动的淋浴喷头，软管的长度大于 150 厘米。浴室内放置淋浴椅、防滑垫，并安装扶手和必要的辅助用具，防止患者在浴室中滑倒。

居家康复环境的合理化改造可以减少由于环境不恰当所导

致的意外和不便,从而提高患者独处时的安全性和便利性,改善脑卒中患者自理能力,促进其康复速度。因此,我们建议脑卒中患者在返家进入居家康复阶段前,对其所在的居家环境进行适当改造,来提升生活品质和安全系数。

2 长期卧床的脑卒中患者如何预防压力性损伤?

脑卒中后由于认知障碍或瘫痪、关节僵硬及挛缩等原因会长期卧床。长期卧床者常常会出现压力性损伤,给家庭护理带来很多困扰。避免皮肤持续受压、促进身体血液循环、保持皮肤及床单清洁干燥、补充营养、增强抵抗力等都是保护皮肤和预防压力性损伤的有效方法。

(1) **减少对身体局部的压力**。采用一些减压工具,如气垫床、水床等。长期卧床的患者经常翻身是最直接有效的方法,一般每 2~3 小时更换一次姿势,必要时缩短间隔时间。

(2) **避免摩擦力和剪切力**。摩擦容易损伤皮肤,所以应避免患者身体滑动,除病情或治疗需要外,避免患者长时间处于床头抬高超过 30°的体位。在给患者翻身的过程中,要将身体略微抬起,不要采用拖、拉、拽等蛮力,防止损伤皮肤。

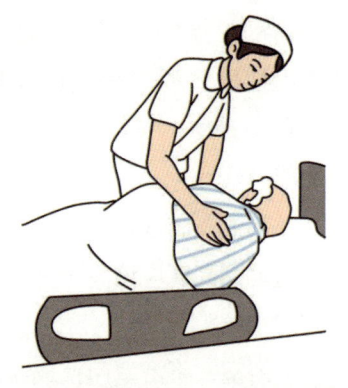

(3) **保护患者皮肤**。保持患者皮肤的清洁干燥及床单的清洁干燥是预防压力性损伤的重要措施。对患者的皮肤应每日用温水清洗两次,局部皮肤可涂凡士林软膏予以保护,但严禁在已经破溃的皮肤上涂抹。

(4) 增加患者营养。长期卧床的脑卒中患者应给予高蛋白、高热量、高维生素饮食。合并有糖尿病者需控制好血糖。

(5) 寻求医务人员的帮助。如出现压力性损伤，应及时寻求医务人员的帮助，正确规范处理，切勿自行盲目处理或使用偏方等。

3 脑卒中患者可以饮用酒和咖啡吗？

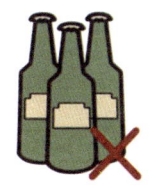

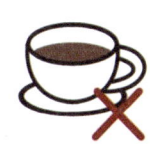

咖啡因和酒精都属于刺激性和兴奋性的食物，对人体血管有扩张的作用，如果过量摄入，容易引起失眠、多梦、亢奋，影响神经系统。咖啡因和酒精的混合会导致心率加快，导致血压升高，从而增加罹患脑卒中和其他心血管疾病的风险，这种搭配还会导致心律不齐（心房颤动）和扰乱正常的睡眠。不管饮酒多少都会增加出血性脑卒中的发病风险。总而言之，对于脑卒中患者来说：咖啡可以喝，但是别多喝；酒尽量别喝。

4 卒中患者需要戒烟吗？

(1) 吸烟对脑血管病的危害。

①吸烟会造成血管损伤，吸烟会加速血管硬化，促使血小板聚集，降低高密度脂蛋白水平。如果把吸烟比作一把刻刀的话，烟草中的尼古丁（也称烟碱）和一氧化碳就是刻刀上的刀锋，会导致血管内皮损伤、动脉硬化、血液黏稠度增高，增加脑卒中和再度脑卒中的风险。

②吸烟增加了患脑卒中的风险。据统计，吸烟者发生脑卒中的风险是不吸烟者的 2～3.5 倍，如果吸烟和高血压同时存

在，脑卒中的风险就会升高近 20 倍。

③被动吸烟同样具有危害。无论是主动吸烟或被动吸入二手烟都会增加心脑血管病发病和死亡风险，并且不存在安全吸烟剂量；吸烟量越大、年限越长、开始吸烟年龄越小，心脑血管病风险越高。

④脑卒中患者复发率增高。如果脑卒中患者继续吸烟，脑卒中发生后 2 年内，25％的患者会再发脑卒中或其他血管事件。脑卒中发生后 5 年，42％的男性患者及 24％的女性患者会再次发作脑卒中。

(2) 戒烟的好处。

①戒烟可以降低冠心病、脑卒中等心血管病发病和死亡风险。研究表明，30 岁、40 岁或 50 岁时戒烟可分别延长约 10 年、9 年或 6 年的预期寿命。

②戒烟可显著降低脑卒中的风险。戒烟后 2 年所有脑卒中的发病危险率降低了 18％；戒烟作用的高峰期是在戒烟后 2～4 年，脑卒中的发病率下降 38％；戒烟 5 年，患脑卒中的风险减半；戒烟 10 年，脑卒中的风险与未吸烟者持平。

5 炎炎夏日，脑卒中患者能吹空调吗？

夏天到了，脑卒中患者要注意防暑降温，但也要注意正确使用空调，不宜长期吹冷空调，避免对身体造成伤害。关于吹空调的几点建议如下。

①再热降温要缓慢，注意避免突然走进低温空调房。

②可将空调温度设定在 25～26 ℃，体质虚弱者可将空调温度设置在 27～28 ℃，与室外温度的差距最好不要超过 7 ℃，如温差过大会影响体温调节中枢，可能使卒中病情加重。

③避免冷风直吹,否则会使血管收缩,不但会引起感冒,对卒中的缓解也不利。

④在空调房间内适当增加湿度,可以使用加湿器或者摆放一些水盆和绿植。

6 脑卒中患者如何预防呼吸道感染?

脑卒中患者容易发生呼吸系统感染。我国缺血性脑卒中和出血性脑卒中患者合并肺炎或肺部感染居所有卒中相关并发症的首位。建议患者可以通过以下管理措施做好脑卒中后呼吸系统感染的预防。

(1) 一般护理。

建议患者每日用生理盐水清洁口腔或漱口 2~3 次,卧床患者每 2~3 小时翻身一次,并由家属协助拍背;适当进行活动,能半卧时不平卧,能坐时不半卧,能离开床则不坐在床上,可由家属协助坐到椅子上,活动时间不宜过久。室内保持清洁、通风。

对脑卒中患者进行日常拍背是一种重要、有效、简便的护理方式,其要点有:餐后 2 小时或餐前半小时,操作者手保持空心拳状,自上而下、由外向内为患者拍背,力度以不引起疼痛为宜,每个部位 1~3 分钟,注意拍背避开脊柱,观察患者面色、呼吸等情况,注意保暖。

(2) 排痰。

患者可每次饮用少量温水润喉,并进行有意识的咳嗽,清除痰液,但要注意避免饮水呛咳。

当患者无法主动排痰时,建议家中备吸痰器,用吸痰器进行吸痰。对于痰液黏稠的患者，必要时可以使用生理盐水雾化吸入，湿化气道，帮助分泌物排出。

(3) 雾化祛痰。

根据医嘱正确使用雾化祛痰药物，患者采取半卧位或者坐位，在餐前或用餐 30 分钟以后，单次雾化时间控制在 15~20 分钟。雾化时间过长可能会导致缺氧、分泌物过度液化、通气不足、肺膨胀等状况，致使气道阻塞加重。雾化液量不宜过满，雾化器过满将无法使雾化液形成气雾，降低雾化效能。如果患者感觉呼吸道有异物或分泌物过多且无法自行咳出时，需要进行吸痰。

脑卒中患者做好气道管理，减少呼吸系统感染的风险，防止发生感染后脑卒中预后不良，进而造成更大的健康损失。

7 如何为偏瘫的脑卒中患者洗澡？

偏瘫患者行动不便，需要保持全身皮肤清洁，尤其臀部、会阴等部位，能有效减少感染并发症，因此定期协助偏瘫患者洗澡是非常必要的。由于洗澡环境相对湿滑，空气闷热或者水温容易冷热不均，患者容易出现跌倒、血压波动或脑缺血等情况，建议偏瘫患者最好是在家属的帮助或关照下洗澡。对于全身状况较差、长期卧床、病情较重的患者，建议进行床上擦身。下面介绍家属为轻度偏瘫的脑卒中患者洗澡的方法及注意事项。

(1) 洗澡前的准备。

平时测量患者的血压、心率、血糖等，了解患者的身体状况是否适合洗澡。建议患者在洗澡前适当地补充能量和饮水，保持良好的精神及身体状态，但不宜饱腹后马上洗澡。

(2) 准备洗澡用具。

洗澡用具包括洗澡盆、洗澡椅、便盆、防滑垫、安全扶手、毛巾、洗浴液、润肤乳、清洁衣物、呼喊设备、急救药品（慢性病家中常备的药物）等。

(3) 洗澡方式。

最好以盆浴的方式进行。如若选择淋浴，须在淋浴喷头下放一个小凳子，同时辅助患者保持身体稳定。

(4) 洗澡流程。

若是选择淋浴，建议在淋浴前，保证气温适宜，冬天可提前打开暖气将室温控制在 22～24 ℃，家属协助患者坐在洗澡椅上，把水温调节到适当温度（40±5 ℃）后冲洗身体，用洗浴液进行身体、面部、头部清洁，注意会阴及皮肤褶皱处的清洗，时间控制在 15～30 分钟。洗澡后用毛巾擦干身体，协助患者穿好衣物，并修剪患者手指甲、脚指甲，可涂抹润肤乳，防止皮肤干燥。洗澡后可进行肢体的按摩，促进患肢的血液循环。

(5) 注意事项。

①不要空腹或者饭后洗澡。洗澡会消耗大量的能量，空腹洗澡易发生低血糖；而饭后血液会流向胃肠道，此时心脏、脑部的供血减少，洗澡也容易发生危险。

②避免环境温差过大。温差过大，皮肤毛细血管扩张或缩小，易导致血压波动，严重时会诱发心脑血管等疾病。

③洗澡时间不能太长。洗澡的时间过长，会导致室内氧气逐渐减少，大脑供氧不足，并且消耗过多能量容易导致低血糖，严重时患者会出现晕厥等症状，易导致心脑血管意外发生。

8 家属在脑卒中患者康复过程中如何做好支持干预？

作为患者最依赖和信任的人，家属在脑卒中患者的康复和预防复发中起着至关重要的作用。家属富有成效的工作，可以加快患者康复的速度，降低死亡率和致残率，提高患者的生活质量。具体可做到以下几点。

①首先，家属能够积极调动一定的人力和物力，确保脑卒中患者可以得到及时、合理的治疗；其次，家属积极的态度也能使脑卒中患者较快适应日常生活，可减轻或改善脑卒中患者的心理障碍。

②改造患者的生活环境，根据患者的严重程度重新设计并改造卧室、厨房、楼梯、门口等，如使用防滑地板、安装扶手等等，以减少意外发生。

③帮助建立良好的生活习惯，如帮助患者戒烟戒酒、适当锻炼、健康饮食等。

④家属应知晓脑卒中的征象，万一脑卒中复发，能够快速识别，准确记录患者发病时间，立即拨打急救电话，迅速将患者送到医院进行抢救。

⑤家属可以帮助患者进行肢体、语言的康复，促进患者的功能改善；并让患者多接触社会，与外界建立良好的联系，逐步从医院、家庭走向社会。

9 如何防止脑卒中复发？

预防复发是脑卒中治疗的主要任务之一。控制危险因素、养成健康的生活方式、定期随诊复查是远离脑卒中复发的关键因素。

(1) 控制危险因素。

脑卒中的危险因素分为可预防和不可预防两类，应积极控制可预防的危险因素，减少脑卒中的复发。通过控制血压、血脂、血糖等措施减少危险因素。

①降压治疗。高血压是脑卒中最重要的危险因素，脑卒中患者应逐步平稳降低血压，血压应降至＜140/90 mmHg，降压目标值、降压所选的药物和剂量。

②血脂代谢异常。胆固醇水平过高是导致脑卒中复发的重要因素，降低胆固醇水平可以减少脑卒中的复发。应将低密度脂蛋白胆固醇降至＜2 mmol/L，患者可通过改变饮食和生活方式、服用他汀类药物降低胆固醇水平。

③血糖控制。合并有糖尿病的脑卒中患者应合理规范用药，在避免低血糖的前提下把血糖控制到接近正常水平，同时改变生活方式，严格监测血糖值，并应遵医嘱。

④抗血小板治疗。所有脑梗死患者都应该进行抗血小板治疗。研究显示，抗血小板治疗可减少脑卒中复发的风险。阿司匹林和氯吡格雷等抗血小板药物应在医生指导下长期坚持服用。若有牙龈出血、皮肤瘀斑等出血症状应及时就诊。

⑤抗凝治疗。脑梗死合并房颤患者应该进行抗凝治疗，药物选择和剂量应遵医嘱。

⑥规律用药，避免自行减量或停药。有些患者在服用药物时，害怕药物带来的副作用，就不遵医嘱服药，自行减药，甚至直接停药。这其实是个误区，可能会引起脑卒中复发。

(2) 养成健康的生活习惯。

合理饮食、适量运动，戒烟限酒、心理平衡是预防脑卒中的"健康四大基石"。

①合理饮食。膳食种类多样化，适量补充蛋白质，增加新鲜蔬菜（400~500 g/d）和水果（1~2 个/d），增加膳食钙摄入（如低脂奶类及奶制品，部分患者需在医师指导下补充钙制剂），减少饱和脂肪酸和反式脂肪酸的摄入。减少摄入深度加工食品，如高度精炼食品、糖果、含糖饮料和加工肉类。采取低盐饮食（食盐摄入量≤6 g/d）或含钾代盐、地中海饮食。

②适量运动。脑卒中患者应避免久坐，可根据自身情况选择力所能及的运动，如散步、慢跑、骑自行车、游泳或其他锻炼。建议每周 4~7 天，每次至少 10 分钟，每周至少 150 分钟。

③戒烟限酒。吸烟有害健康，任何时候戒烟都不晚，不吸烟的患者也要避免吸二手烟；饮酒应限量，最好不喝酒。

④心理平衡。保持良好的心态对预防脑卒中复发很重要，必要时，可以在医生指导下服用药物改善情绪。保持规律作息和良好睡眠。

(3) 定期随诊复查。

脑卒中患者出院后要定期随访，特别是需要对患者的血压、血糖、血脂等进行随时监测，尤其是指标不正常或不稳定的患者，要 2~4 周复查一次，主要目的是防止脑卒中复发。

除要积极预防之外，更要重视脑卒中的早期症状，一旦出现脑卒中早期症状，应及时就医，以缩短入院前的延误时间。

10 什么是低盐低脂饮食？

低盐低脂饮食就是在日常饮食中控制盐分和脂肪的摄入量，简而言之就是少吃（肥肉和动物油）油性大的食物，低盐就是少吃盐或者不放盐。

多蔬果（各式水果与蔬菜）

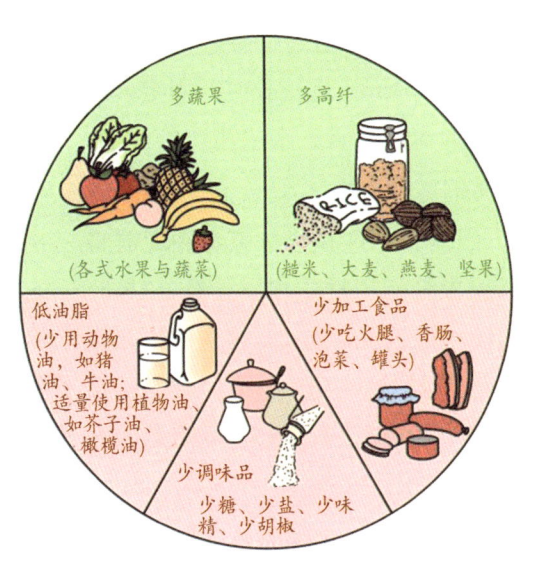

多高纤（糙米、大麦、燕麦、坚果）

低油脂（少用动物油，如猪油、牛油；适量使用植物油、如芥子油、橄榄油）

少加工食品（少吃火腿、香肠、泡菜、罐头）

少调味品（少糖、少盐、少味精、少胡椒）

（1）**谷物类**。如燕麦、荞麦、黑米、绿豆、玉米、薏仁、豌豆、荞麦等，能够促进胃肠道蠕动，缓解便秘，尤其减少脑卒中患者在便秘时发生血压升高、出血、心肌梗死等风险。

（2）**蔬菜类**。如黄瓜、胡萝卜、西蓝花、芦笋、芹菜、白菜、菠菜、羽衣甘蓝等，一般蔬菜脂肪含量较低，维生素含量丰富。

（3）**水果类**。如火龙果、苹果、香蕉、柠檬、石榴、柚子、木瓜等，其中水分、抗氧化物和维生素、微量元素含量较高，能够起到一定的促进消化、防止便秘、清热利肺等功效。

（4）**肉类**。瘦羊肉、瘦牛肉、鱼肉、虾蟹等，此类物质中脂肪含量较低，但含有优质蛋白，能够提供机体代谢所需的营养物质。

11 脑卒中后不能主动经口进食怎么办？

脑卒中后不能主动经口进食的患者可采用以下三种方法代替。

（1）**鼻饲**。主要是通过把胃管经鼻腔置入胃内（约 45~55 cm）进行长时间固定，用注食器将备好的流质饮食、水或药物等注入，维持患者正常的饮食生活。

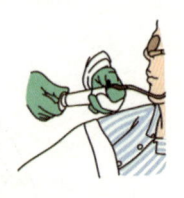

（2）**间歇管饲**。这是指在患者进食前将胃管（与留置胃管所用材质相同）经口/鼻腔插入食管上段（约 25~30 cm），注入完毕随即拔出胃管的营养供给法，呈间歇性。它既是一种进食代偿手段，也是一种治疗吞咽障碍的方法（临床最为推广）。

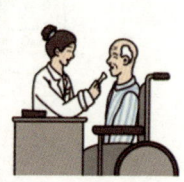

（3）**胃造瘘**。这是在腹壁留一根营养管和胃腔相通，通过向营养管里注入营养液，维持患者的营养摄入。

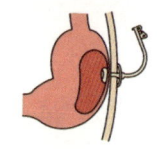

12 脑卒中后吞咽障碍者如何安全进食？

①进食前注意休息，进食时取坐位或半卧位，如果患者不能坐起，可以采用健侧卧位。

②鼓励患者少食多餐，进餐时不要讲话，减少环境中易分散注意力的干扰因素。

③患者吃饭的速度要慢，给患者提供充足的进餐时间，充分咀嚼食物。

④把进食时间安排于药物发挥最佳效力的时段，必要时把药丸磨碎及混于糊状食物中服用。

⑤进食后做空吞咽、咳嗽数次，减少食物滞留，保持坐立位 30~60 分钟，防止食物反流。

⑥不能使用吸管要用杯子饮水，杯中的水至少应保留半杯以上。

⑦患者神志不清、疲倦或不合作时切勿喂饲。

⑧患者进食过程中，出现明显的呛咳或者是有严重的吞咽困难，应该去医院检查，必要的时候要为患者安置胃管，通过鼻饲饮食。

⑨保持口腔的清洁，必要时做口腔护理。

13 脑卒中患者发生呛咳时如何应对？

（1）固体食物呛咳。迅速用筷子、牙刷、压舌板等物的打开患者口腔，立即为患者清除口咽部食物，疏通呼吸道。

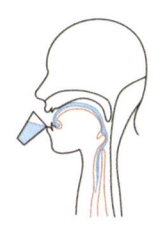

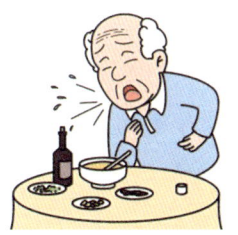

①清醒的患者：用上述物品刺激咽部催吐，同时轻拍患者背部，协助吐出食物。

②不清醒或催吐无效的患者：将患者的头偏向一侧，要立即用食、中二指伸向患者口腔深部，将食物一点一点掏出，越快越好，必要时使用吸引器。

（2）饮水呛咳。在需要给流质或半流质饮食时，防止患者出现呛咳和误吸，可以通过增稠剂改变水、流质或半流质饮食的形态来经口摄入。

（3）拨打求救电话。患者进食过程中，出现明显的呛咳或伴有呼吸困难，除就地急救处理外，立即拨打120急救电话或到医院检查，必要的时候要安置胃管，鼻饲饮食。

14 持续留置胃管鼻饲患者需要注意什么?

①鼻饲前先为患者翻身、扣背、吸痰后再进行鼻饲,避免发生呕吐。

②患者采取坐姿或半坐位30°~45°,使食物通过重力作用进入胃内。

③鼻饲前确认胃管位置无滑脱,并检查胶布无滑脱,以及胃管刻度是否准确。回抽胃管看有无食物残留,如果发现内容物超过150 mL,需暂停喂食,并通知医护人员处理;如果回抽物为淡黄色或黄绿色液体,表示消化正常;如果为鲜红色或咖啡色液体,则需立刻通知医护人员前来处理。

④注食器抽取食物时不可太过黏稠,避免堵塞胃管,鼻饲液温度为38°~40°,要缓慢注入食物,以15~20分钟内完成鼻饲为宜,每次不超过200 mL,鼻饲间隔时间至少2小时,6~7次/天。

⑤鼻饲时应排尽空气,以免引发胃肠不适,鼻饲结束后抽取20 mL温开水冲洗胃管,避免细菌滋生。

⑥鼻饲后患者维持原卧位30分钟以上,不要翻身或搬动患者,以防止食物反流或误吸发生。

⑦鼻饲后分开清洗注食器并晾干,保持注食器清洁,并确保患者饮食卫生。

⑧保持患者口腔的清洁,必要时进行口腔护理。

⑨妥善固定,防止管道滑脱。

15 间歇管饲患者需要注意什么?

①插管前清除患者口腔内分泌物,确保口腔黏膜完整、无

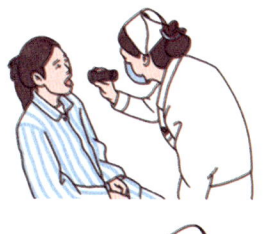

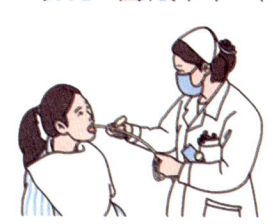

感染，保持周围环境安全，注意力集中，患者取半卧位或坐位。

②大部分吞咽障碍患者的咽反射均减退，从口腔插管可以减少患者插管不适感（患者配合前提下首发推荐经口腔插管）。

③间歇管饲插管的总时间 30~60 分钟/天，避免胃管长期留置在鼻咽腔及食管中为患者造成的不适及痛苦。

④确保食物的温度适宜（38~40 ℃）。

⑤进食后患者保持原体位 30 分钟以上，以免食物反流。

⑥如管道插入不畅，应观察管道是否盘曲在口腔内。

⑦在插管过程中患者出现呛咳、呼吸困难、紫绀等情况，表示管道误入气管，应立即拔出，休息片刻再插。

16 胃造瘘患者需要注意什么？

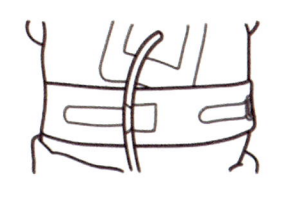

(1) **造瘘口周围的护理**。清理造瘘口周围的分泌物，保证造瘘口的清洁干燥，勤换药，1 次/周，如果瘘道形成，大概 1 周换 2~3 次。

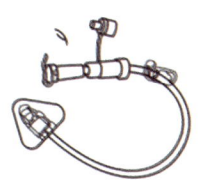

(2) **定期检查**。包括检查造瘘口是否有感染、导管是否移位、导管是否阻塞等情况，维持喂养的途径和畅通。

(3) **防止自行拔管**。老年痴呆的患者，需要避免其自行拔管，以免引起大出血、腹膜炎等。

(4) 温开水清洗。每次经造瘘管注入食糜或者肠内营养液后，要用 20~30 mL 温开水清洗管道，可使造瘘管保留时间更长。

17 脑卒中患者如何预防肩关节半脱位？

肩关节半脱位是因为肩胛骨、肱骨头或肩胛骨周围肌肉力量弱，或受牵拉或异常肌张力导致肱骨头从肩关节盂向下不全脱位，是偏瘫患者的常见并发症之一，一般在发病后三周内出现。如何预防这种情况的发生呢？

当患者上肢处于弛缓性瘫痪时，保持肩胛骨的正确位置是早期预防肩关节半脱位的重要措施，其中最重要的就是良肢位的摆放，即保持一个合适正确的体位。

(1) 仰卧位。患侧肩胛骨下垫枕，使肩关节向前突出。使其处于前伸位，肘关节伸展，前臂旋后，腕关节和手指伸展。

(2) 患侧卧位。患侧肩前伸，前屈，伸肘，前臂旋后。

(3) 健侧卧位。患侧在上方，健侧在下方，头部垫薄枕，胸前放一枕，患侧上肢向前方伸出放在枕上，使肩部前伸、肩关节外展、前臂旋前、腕关节背伸、指关节伸展。

(4) 坐位。在患肢前方放置一平桌，将患肢托起，避免自然下垂。

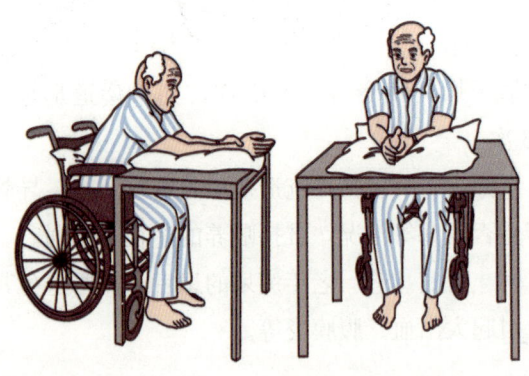

(5) 肩托使用。为防止患侧上肢自然下垂负重,在偏瘫早期可使用肩吊带托起患侧上肢。

总而言之,要注意加强对患肩的保护,动作应轻柔忌粗暴,不能强拉患侧肩关节,以防引起或加重脱位,造成肩痛,增加治疗难度。在日常生活中也可指导患者用健手带动患手做肩肘关节上举、伸展运动。

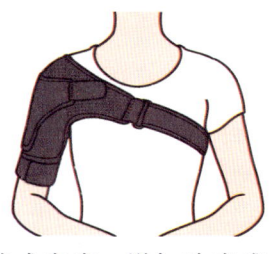

18 脑卒中患者如何进行上肢功能锻炼?

脑卒中的患者通过早期康复训练可预防并发症,最大限度减轻功能残疾,改善预后。这也是一个循序渐进、持续不断的过程。上肢功能锻炼主要有两种类型的活动:被动活动、主动活动。

(1) 被动活动。

①肩关节前屈:患者仰卧位,操作者站于患侧,一手固定患侧手掌,使患者拇指伸展,掌心向内,避免触碰患者掌心;一手扶住其上臂做前屈动作。软瘫期患者肩前屈不超过90度,防止肩关节脱位。

②肩关节外展内收:操作者一手固定患侧手掌,使患者拇指伸展,掌心向内,避免触碰患者掌心,一手扶住患者上臂做外展内收活动,软瘫期患者外展不超过45°,防止肩关节脱位。

③肩关节内外旋:患者仰卧位,操作者站于患侧,一手固定患者手掌,使患者拇指伸展,掌心向内,避免触碰患者掌心;一手固定其肘关节,使其肩关节外展、肘关节屈曲,做外旋、内旋的动作。操作时操作者的动作轻柔,避免引起患者

疼痛。

④肘关节屈伸：患者仰卧位，操作者站于患侧，一手固定患者上臂，一手固定其手掌，使其拇指伸展，掌心向上，避免触碰患者掌心，使其做屈伸的被动活动。操作时操作者的动作宜轻柔，避免引起患者疼痛。

⑤前臂旋前旋后：操作时，操作者使患者肘关节屈曲90°，一手固定其上臂，一手固定其腕关节，避免触碰患者掌心，使患者做旋前、旋后的动作，注意动作轻柔，避免引起患者疼痛。

⑥腕关节及指尖关节屈伸：患者仰卧位，操作者站于患侧，一手固定其手腕，一手托住其手指，做背伸、掌屈的活动，动作应轻柔，避免引起患者疼痛。

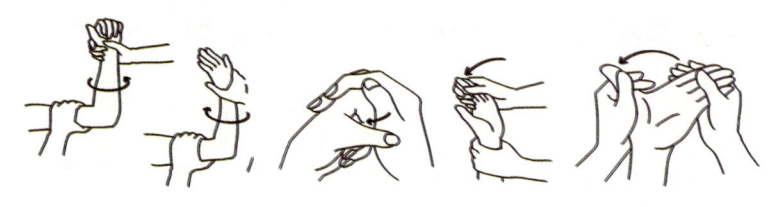

(2) **主动活动**。

一旦患者肌肉功能有所恢复，就应开始尝试进行主动活动练习。但一定要从小范围、不太用力的活动开始，以免引发其他部位的不必要的肌肉活动。开始时，治疗者要给予患者充分的帮助，等到患者有所进步再逐渐减少辅助量。

①健侧手带动患侧手进行自主（助）活动。患者呈卧位或坐位，双手十指交叉，患手拇指在上，肘伸直位，两手缓慢一起向上举，并维持5～10秒。在维持无痛的关节活动度的同时，促进患侧肢体的感觉。自主运动应注意避免过猛过快，质量比数量重要。20次/组，3组/天。

②前臂支撑训练。患者保持肘部伸直（可由健侧辅助），掌心朝下，手指伸直放于床上或凳子上，患肢位置略放于身体后侧，将身体的重心缓慢转移至患侧的上肢，这样能够有效地降低患侧上肢的痉挛程度，并增强肩关节周围的本体感觉。同时在负重位下，患者也可进行相应的活动（例如下棋，看电视等）。

③健手带动患手取物训练。患者呈坐位，双手十指交叉，患侧拇指在上，用两手的掌部握住圆柱物体由下至上（或由上至下）转运和移动物体，促进肩肘的活动和躯干的平衡，并诱发患侧的主动活动。身体保持直立，不能向一侧倾斜过多。随着患者运动控制的改善，可将物品的摆放位置逐渐升高。30次/组，每天做2组。

④擦桌子训练。患者先在健手的带动下缓慢伸直手臂，把苹果放在某个位置作为目标，提醒患者尽可能碰到苹果，若患肢伸肘有改善，可减少健手的辅助或直接由患手完成桌面擦拭活动。30次/组，每天做2组。

⑤抓毛巾训练。慢慢弯曲手指后，手指再跟随毛巾慢慢伸展。可训练患手的抓握能力并通过毛巾带动手指的伸展，通过毛巾的刺激增强患手的感觉功能。30次/组，每天做2组。

⑥手指抓放训练。前臂旋前，患手伸向物品，抓握后从桌上拿起来，再放下松开手指，注意患侧手指尽量伸直。30次/组，每天做2组。

⑦单手握杯喝水。杯内装一半的水，柱状抓握水杯，屈肘，伸腕，腕桡偏将茶杯递向嘴边。30次/组，每天做2组。

⑧拾硬币或（和）拾纽扣。患手的拇指、食指和中指拿起硬币转移至手掌内，小指和无名指压住将其握在掌心，再用同

样的方式去拿纽扣。30次/组，每天做2组。

⑨拧瓶盖训练。患手的拇指、食指和中指旋转打开瓶盖，若功能较好，可训练拧药瓶、牙膏盖等。30次/组，每天做2组。

⑩手指操。

第一节：左、右手的拇指对点拇指，再依次对点食指、中指、无名指及小指。

第二节：双手食指、中指、无名指、小指依次与大拇指捏成圆圈。

第三节：双手五个手指交叉抱拳。

第四节：双手握拳依次分别单独伸直拇指、中指、无名指及小指，再从小指依次收回。

19 脑卒中患者如何进行下肢功能锻炼？

(1) **髋关节屈曲**。患者仰卧位，操作者站于患侧，一手固定患侧下肢，一手固定患侧脚踝，做髋屈曲活动，每个动作重复3~5次。注意要避免引起患者疼痛。

(2) **髋关节外展内收**。髋关节外展内收活动训练时，操作者一手固定患者的膝关节，一手固定患侧脚踝，使踝关节保持中立位，做外展、内收的活动。动作轻柔避免引起患者疼痛。

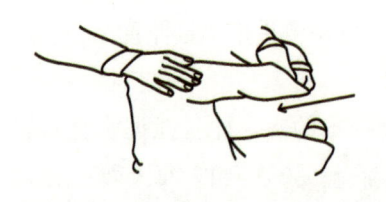

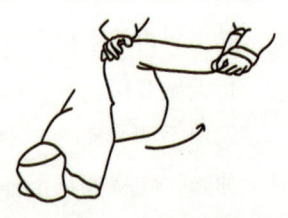

(3) **屈髋屈膝被动活动**。操作者站于患侧，一手托住患者膝关节下方，一手托住患侧足跟，做屈髋屈膝、伸髋伸膝的活

动，每个动作重复3~5次。

（4）**踝关节被动活动**。操作者一手固定患者脚踝，一手托住足跟，使踝关节保持中立位，做背屈、趾屈的活动。

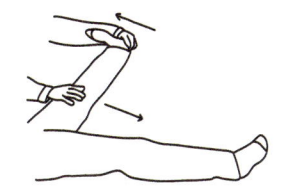

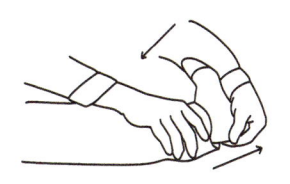

注意：脑卒中被动康复锻炼需要轻柔缓慢，每个关节都要进行活动，不能忽视小关节。每个关节至少活动3~5遍，应由近及远进行。对于偏瘫患者，可先活动健侧肢体，再活动患侧肢体，以便对照两侧肢体的活动度。可以参照健侧的活动度来活动患侧。对于有心脏病的患者，在进行被动关节活动度练习时，应特别注意观察患者有无胸痛和心律、心率、血压等方面的变化，避免因剧烈活动诱发心脏病。

此外，锻炼过程中，以不引起患者疼痛、不感觉过强的抵抗为宜。根据患者的耐受能力进行运动量的调整，注意观察有无关节僵硬、疼痛、痉挛及其他不良反应。这些不良反应一旦出现要及时停止锻炼，并咨询专业人员。

20 脑卒中患者如何进行桥式运动？

偏瘫患者开始进行康复训练时，一般先做床上的运动训练，桥式运动是首选的训练方法。桥式运动能促进髋和膝的分离，加强患者对髋、膝关节的运动控制，增加腰部肌肉和髋关节周围肌肉的力量，有利于患者步行功能的恢复。桥式运动分双桥和单桥运动两种形式。

双桥运动。患者取仰卧位，双臂置于身体两侧，双腿屈曲

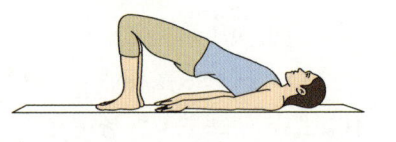

（膝部可置一小软枕），然后伸髋、用力抬臀至最高点，保持 5~10 秒后放下（辅助者可位于一侧辅助患者进行锻炼），根据患者的耐受力调整持续时间和次数。

单桥运动。患者取仰卧位，患侧腿屈曲，健侧腿搭于患侧腿股骨远端，然后伸髋、抬臀，并保持 5~10 s 后缓慢放下，（辅助者于一侧辅助患者），根据患者的耐受力调整持续时间和次数。

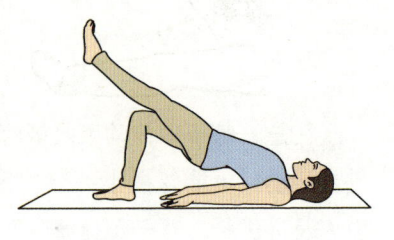

21 脑卒中患者如何完成独立穿衣？

（1）穿上衣的方法和步骤。

患者取坐位，衣服内面朝上平铺在双膝之上；用健侧手抓住衣领及对侧肩部，将袖口自患侧上肢穿过，并将领口部分拉至肩部；健手沿衣领从头后绕过，并将健侧上肢穿进袖口；最后系纽扣、拉拉链或者粘上尼龙搭扣，将衣服各部分整理平整。

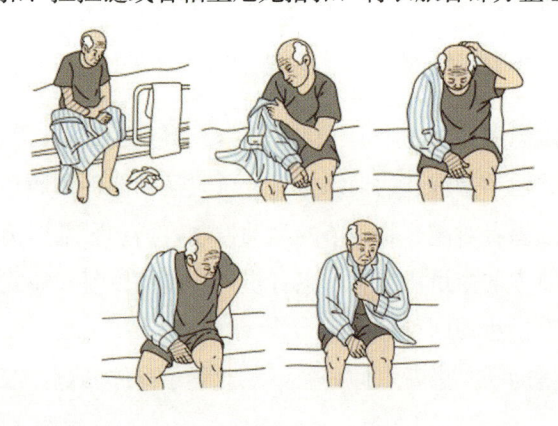

脱上衣(与穿衣顺序相反)的方法和步骤如下。

解开纽扣、拉链或尼龙搭扣,将患侧衣服自肩部褪至肘部以下,自肩部脱下健侧的衣服,用完全脱下衣袖的健侧上肢脱掉患侧的衣服。

(2)穿长裤的方法和步骤

患者坐于床上,用健手把裤管套进患腿,将裤管拉高露出脚掌,并尽量上提;然后健腿穿上裤腿,躺下,交替抬起左右臀部,逐渐将裤子提至腰部;最后拉上拉链,系好纽扣和皮带。

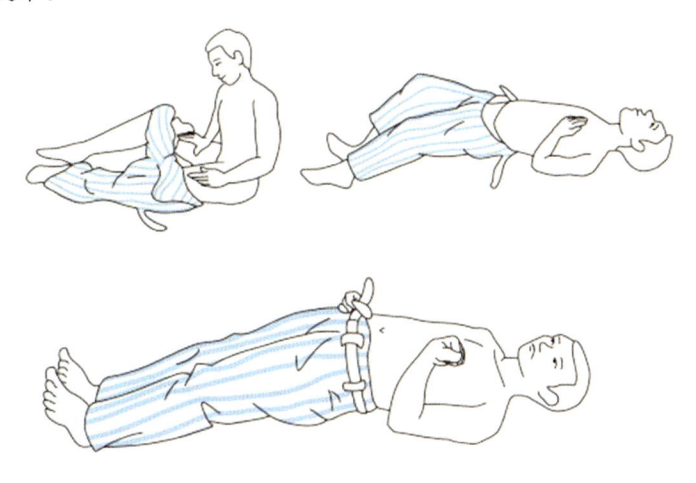

脱裤子的方法与穿法顺序相反。

温馨提示:偏瘫患者为了穿脱方便,可以穿不需要系扣子和皮带的腰部带松紧的裤子。

22 脑卒中患者如何独立进食?

只要患者有一定的坐位平衡能力,即使坐位平衡不稳,有家属在一旁照顾，就应该坐起来进食。坐位是进食的正常生理体位，卧位进食为非正常体位而且影响康复。可在进食用的小餐桌上放一块防滑塑料板，将餐具放在上面，患侧上肢伸展平放在餐桌上（防止患侧上肢下垂），用健手进食。餐椅最好使用轮椅或类似轮椅的椅子，左、右和后面都能靠住，使患者不易摔倒。若患肢肌力达到3级或以上，也可训练患手进食，借助训练勺，利用健侧肢体辅助进食。

23 脑卒中患者如何独立完成在床和轮椅之间的转移？

脑卒中患者独立完成在床和轮椅之间的转移适用于患侧下肢肌力3级及以上患者。

（1）**患者从床到轮椅的转移**。

患者坐在床边，双足平放于地面，膝关节呈90°屈曲。之后开始从床到轮椅的转移。

①将轮椅放在患者的健侧旁，与床成45°夹角。关闭轮椅手闸，收起脚踏板。

②患者在床上向健侧平行转移至紧贴轮椅。

③患者健手支撑在轮椅远侧扶手上，健足放于患足稍前方。

④移重心，倾斜躯干，健手和健侧下肢同时用力支撑，使臀部抬离床面，以健侧足为支点旋转身体，直至背部正对轮椅后坐下。

⑤手和脚踏板复位，将双下肢放于脚踏板上，调整坐位姿势。

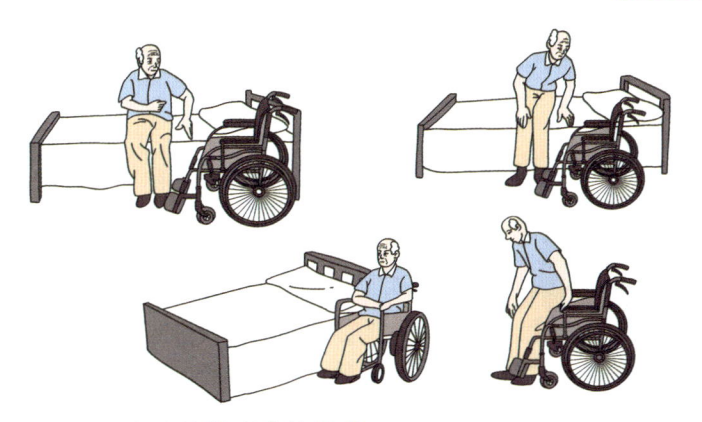

(2) 患者从轮椅到床的转移。

患者端坐于轮椅上，之后开始从轮椅到床的转移。

①将轮椅尽量推到床边，健侧靠近床沿，健侧轮椅扶手与床沿成 45°夹角，关闭轮椅手闸。

②双足平放于地面，移除脚踏板，患者主动移至轮椅座垫前侧，大腿前三分之一移至座垫以外，去除扶手。

③患者健手支撑床沿稍远侧，手和轮椅距离为与臀部宽度同宽。患者向健侧倾斜躯干转移重心，健手健足同时用力支撑使臀抬离轮椅，以健侧足为支点旋转身体直至臀部完全处于床面上方并坐下。

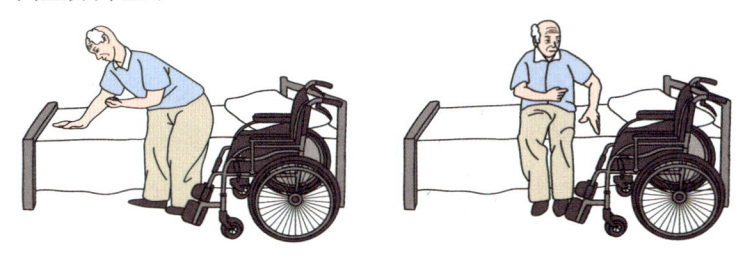

④调整好正确的坐姿，确保安全。

24 脑卒中患者如何坐进小轿车？

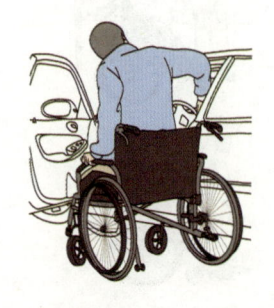

①患者先以健侧靠近开着门的轿车，用健手扶门或抓住车上方的扶手。

②以健腿为支轴转动身躯，臀部对准座位缓缓地坐下。

③抬起健腿进入车厢。

④再以健手辅助提起病腿入车厢。

25 脑卒中患者如何如厕？

在患者可坐稳或站稳的前提下，进行辅助如厕训练；在患者可站稳并能熟练安全起坐的前提下，进行独立如厕训练。

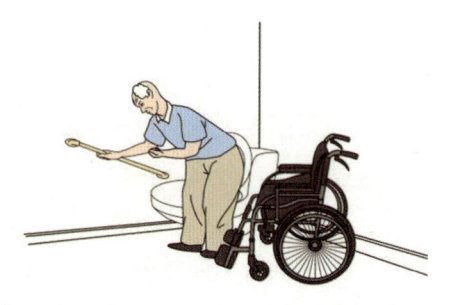

训练者或家属将轮椅推至与坐便器成 30~45°夹角处放置，由患者关好轮椅手刹，旋开脚踏板；患者健腿向前迈一小步，健手握坐便旁远侧扶手站立，旋转身体，两脚分开，与肩同宽，健手将裤子从臀部脱至大腿中部，身体前倾，借助扶手缓慢坐下；便后臀部稍后移，健手拿纸从前往后擦拭后健手握坐便器扶手站立，健手提裤子，健手握坐便扶手，健腿向后退一小步，旋转身体，转身用健手冲厕；之后，健手握坐便扶手，健腿向后退一小步，健手握近侧轮椅扶手，身体前倾，坐回轮椅；最后，健手打开轮椅踏板，辅助患腿放在踏板上，松开手刹，完成如厕。

26 脑卒中患者如何预防跌倒?

(1) 环境方面。

对于行走不稳或不能自理的脑卒中患者应 24 小时有人陪护;同时改善环境及光线,如升高马桶座位,给患者穿合身的衣物、合脚的鞋。活动场所应平整清洁干爽,设有醒目障碍物标识,并增加照明设施及扶手。

(2) 心理方面。

让脑卒中患者正确认识自己的躯体功能状态,改善其不服老、不愿麻烦人的心理,增加其与他人的交流机会,使患者保持平和的心态。

(3) 康复训练。

步态异常的患者需要进行专业的步态训练,学会使用辅助设备。必要时,患者应进行平衡功能训练、力量加强训练、转移能力训练、关节活动度的训练。

(4) 慢性病方面。

控制好基础疾病,如慢阻肺、高血压、糖尿病、冠心病、脑卒中后遗症及体位性低血压等,定期监测血压、血糖、心电图,在医生指导下进行治疗。

(5) 药物方面。

正确合理用药,注意药物的不良反应。如精神类及助眠药物应在睡前服用,服药完成后应立即上床睡觉,不再有任何活动。服用利尿药物后应将便盆提前备好,避免反复下床。服用降压、降糖药物时应定时监测血压和血糖变化。

(6) 遵守起床"三部曲"。

①醒来后,先躺在床上,睁开眼睛,花 30 秒活动一下

手脚。

②慢慢起身，在床沿坐 30 秒。

③慢慢站起来，在床旁站 30 秒，无不适方可行走。

27 脑卒中患者跌倒后如何处理？

①如果跌倒，不要着急把患者扶起来，应让患者保持平卧和安静。如果处理不当会加重病情，给患者带来二次伤害。

②判断患者神志是否清楚，如患者出现神志不清、口角歪斜等情况，应立即拨打 120，要把跌倒的发生经过，向医生反映；如神志清楚，就询问患者局部有无疼痛，能否活动自如，如果没有什么问题，我们就可以把他搀扶起来。

③建议最好去医院做进一步检查。

28 脑卒中患者如何预防烫伤？

①尽量不使用热水袋，或使用过热的水洗浴，沐浴水温不超过 42 ℃。

②若使用热水袋，必须在外包裹毛巾，避免热水袋直接接触皮肤。

③烤灯、电暖气等最好与患者距离超过 30 cm。

④为感知觉障碍的患者喂食时，喂食者可在自己的腕关节内侧感受温度，以不感觉烫为宜。避免温度过高烫伤患者口腔。

⑤不使用患侧肢体接触热水、发热物品等。

29 脑卒中患者如何预防走失？

①注意 24 小时陪护在患者身边，做到寸步不离。

②禁止患者住院期间单独活动或外出。

③在床头卡上放"防走失"警示牌，护士加强交接班、加强巡视，做好家属及陪护人员相关知识的宣教。

④患者应穿上病员服，佩戴腕带，可在患者衣服口袋里放一张随身卡片，写明姓名、医院、家庭地址和联系电话，以便走失时方便寻找。

⑤培养和训练患者生活自理能力，延缓病情发展，加强患者的认知训练，提高患者的记忆力。

⑥建立患者对护理人员的信任。护理人员良好的服务态度可消除患者的敌对情绪。

⑦加强应急预案学习及演练。组织护士学习患者走失的应急预案，提高对不良事件的预见性和处理能力，减少不良事件的发生，减少发生后的不良后果。

30 脑卒中患者如何预防尿路感染？

(1) 摄入足够的水分。

脑卒中患者应该加强营养，多饮水，达到排尿冲洗尿道的目的。在病情允许的情况下，每天饮水 1500~2000 mL。脑卒中患者如厕确实不便，陪护人员不要怕麻烦，最好能保证患者 3 小时排尿一次。

(2) 保证卫生。

患者勤换衣物（尤其是内裤），做好个人卫生，尤其是肛门、尿道周围的清洁，保持皮肤、会阴以及床铺干净整洁。必须用尿不湿的患者要及时更换，选用透气舒适的尿不湿。

(3) 清淡饮食。

辛辣、油腻的饮食以及吸烟、饮酒都容易增加尿路感染风险。脑卒中患者日常须做到清淡饮食，戒烟戒酒，多食用五谷杂粮、瓜果蔬菜。

(4) 尿管管理。

留置尿管时要注意清洁尿道口皮肤，保持尿液引流通畅；随时观察尿液的颜色以及尿量，避免引流管弯曲受压。尿袋和引流管的位置要低于膀胱，尿袋中的尿液要及时倒掉，定期更换尿管。在病情允许的情况下尽量早日拔出尿管或在清洁间歇导尿。

(5) 控制相关疾病。

尿路感染以病原体侵犯为外因，以抵抗力下降为内因。脑卒中患者要严格控制可以进一步导致抵抗力下降的相关疾病，如糖尿病、低蛋白血症、贫血等。定期监测相关指标，必要时专科就诊。

31 卒中患者如何正确选择移动辅助工具？

(1) 手杖。

手杖为单手扶持帮助行走的工具。根据结构和功能，可分为单足手杖、多足手杖、直手杖、可调式手杖、带坐式手杖、多功能手杖和盲人用手杖等。

①单足手杖一般采用木材或铝合金制成，适用于握力好、上肢支撑能力强的患者，如偏瘫患者的健侧等。

②多足手杖包括三足或四足，支撑面较广而且稳定，多用于平衡能力及肌力差、使用单足手杖不够安全的患者。

(2) 助行器。

助行器是用来辅助下肢功能障碍者（如偏瘫、截瘫、截肢、全髋置换术后等）步行的工具。主要有保持平衡、支撑体重和增强上肢伸肌肌力的作用。

框架式助行器：可支撑体重，便于患者站立和行走，其支撑面积大，稳定性好。使用时，患者两手扶持左右两侧，于框架当中站立和行走。临床常用的有以下几种。

a. 固定型：常用来减轻一侧下肢损伤或用于骨折不允许负重等情况。

b. 交互型：适用于立位平衡差、下肢肌力差的患者或老年人。

c. 前方有轮型：适用于上肢肌力差，单侧或整个提起步行器有困难者。

d. 老年人用步行车：适用于步行不稳的老年人。

32 家属如何应对脑卒中患者不良心理状态？

①家属应密切关注患者的情绪变化，采用鼓励、指导、启发、解释、安慰为主的支持性疗法帮助患者解决心理问题，改善其负面情绪，矫正其不良行为。

②家属应积极参加和配合患者的康复治疗，耐心倾听，使患者感到家属是在认真地、诚心地帮助他，从而增强患者克服困难的信心。

③家属需要善于利用具体事物让患者振奋精神、提高情绪，使其振奋精神，增强康复训练愿望，给予患者心理上战胜疾病的信念。在患者肢体的功能恢复取得一定成效时，应及时鼓励患者独立完成力所能及的动作，如独立行走等，逐步摆脱依靠他人照顾的心理依赖。

④营造温馨、和谐的家庭环境与氛围。

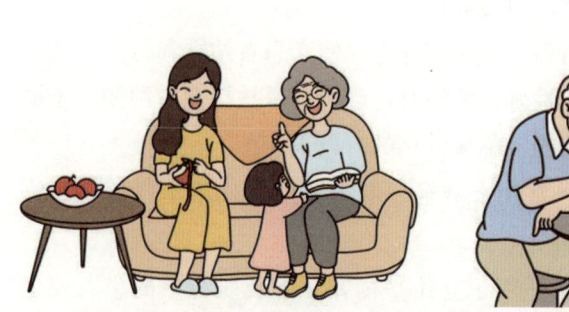

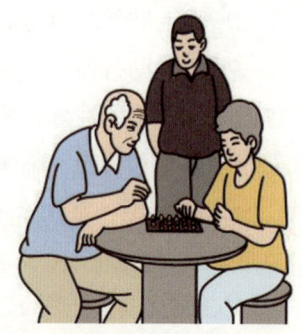

⑤在家庭事件的决策中，可以征求患者的意见与建议，让患者感受到自己作为家庭一分子的重要性；让患者参与力所能及的家务劳动，提高患者的自我价值感和成就感；让患者多参与社交、社会活动，避免自我封闭。

⑥家属应该多学习一些脑卒中的知识，以便更科学地照顾患者。